憂鬱症自救手冊

如何治療？怎樣照顧？你和家人的自助指引

DEPRESSION

A Guide for the Newly Diagnosed

LEE H. COLEMAN

李・科爾曼——著

董小冬——譯

序

一本幫助所有憂鬱症人士重拾生活的自救手冊

我很榮幸能夠指導和培訓未來的心理學家並以此謀生，這是我的快樂之源。因為任重道遠，所以我特別謹慎，力求精益求精。

我常常會思考，我的學生們到底需要什麼樣的課程，並能將所學應用到他們的工作中。通常我會建議學生們全面瞭解患者，關注並照顧他們，避免懈怠。然而在他們的臨床工作中，我觀察到一個非常重要的資訊，我認為比任何其他方面都要重要——那就是不要低估憂鬱症的嚴重性。

實際上，即使採用最先進的治療方法，憂鬱症也很難對付。更令人心痛的事實是，絕大部分憂鬱症患者並沒有得到準確的診斷或充分的治療。即使是那些獲得治療的患者，也通常沒有準備好去面對復發的風險，以至於當他們再次患上憂鬱症後會感覺元氣大傷，從而陷入絕望之中。這是一場全球性的健康危機和悲劇。

我希望以我的微薄之力去改變這種現狀，本書便是拋磚引玉之作。如果你剛剛被診斷出得了憂鬱症，或者是你認為你可能得了憂鬱症，我希望你可以獲得你能夠得到的最佳支持和治療。本書會告訴你如何確保你得到準確的診斷，包括如何進行藥物評估，來避免一些可能的問題；如何找到一位精神醫療專家，並接受合適的治療方案；如何應對那些使生活變得如此艱難的日常困擾和症狀。最重要的是，我還會講到如何處理那種會導致你產生自殺想法的無助感和絕望感。

閱讀一本有關憂鬱症的書是一回事，而走出憂鬱症的幽谷則是另外一回事。如果你是憂鬱症患者，我知道你可能會對這類書嗤之以鼻，充滿懷疑，你會想事情有可能變得更好嗎？我不會要求你盲目地接受任何東西，這就是為什麼我只從關於憂鬱症的眾多研究著作中提取出一個簡單明瞭的訊息：事實上，憂鬱症患者大有希望。在大多數案例當中，憂鬱症是絕對可以治療的。對你而言，這需要你付出大量的時間、精力和耐心，但我希望你擁抱希望，並認識到這場穿越憂鬱之旅的價值。

目錄

第一章　什麼是憂鬱症

第二章　得到準確的診斷

第三章　憂鬱症的治療方案

第四章　監測治療進展

第五章　處理憂鬱症狀

第一章

什麼是憂鬱症

憂鬱症要比感冒嚴重得多，因為它可以影響到生活的每一個方面——從你的心情到你看待這個世界的方式。對憂鬱症患者而言，世界是黯淡無光的，生活會突然變得無趣，無聊，他們甚至相信生活已經不值得繼續了，感到生無可戀。

在美國，憂鬱症是最常見的心理疾病，大約有五分之一的女性和十分之一的男性在他們的一生當中會經歷這種疾病的困擾。因為它是如此普遍，以至於有時候會被稱作「心靈的感冒」（the common cold of psychiatric illnesses）；然而憂鬱症要比感冒嚴重得多，因為它可以影響到生活的每一個方面——從你的心情，到你看待這個世界的方式。對憂鬱症患者來說，世界是黯淡無光的，生活已經變得無趣，無聊，毫無意義，他們甚至相信生活已經不值得繼續了，感到生無可戀。不同的患者受憂鬱症影響的方式不同，但是憂鬱症患者也有一些共同的常規模式。瞭解這些普遍症狀，有助於你明白什麼是憂鬱症，以及它會如何影響你的生活。

憂鬱症的普遍症狀

憂鬱症人士通常都會表現出以下幾種症狀。進行診斷的時候，精神醫療專家會評估你擁有這些症狀當中的多少個及其嚴重程度。大致來說，連續幾周之內具有五個或者更多的症狀就表示你得了憂鬱症。然而你要知道的是，如果只出現了單一症狀，那你並不需要擔心。只有當好幾個症狀同時干擾你的生活時，才需要擔心自己是否得了憂鬱症。切記，只有接受過正規訓練的專家才能給予可靠的憂鬱症診斷。在第二章當中，我會更多地說明如何確保你能得到準確的診斷。

1. 心情悲傷

毫無疑問，大部分憂鬱症患者會發現他們的心情變得比以往憂傷了。憂鬱症患者可能偶爾某一天會過得比較好，但大部分的日子都要與強烈的悲傷感和空虛感對抗。即使與所愛的人在一起，或者是做他們曾經非常喜歡做的事情時，憂鬱症患者也會感到悲傷，對於身邊所發生的事情無法樂在其中。

2. 喪失興趣

憂鬱症患者很容易就對曾經喜歡的事情失去興趣。當你患了憂鬱症，你可能會不想再和那些你曾經非常親近的朋友們聊天了。即使聽喜歡的音樂，你也可能會覺得索然無味，無法感受到輕鬆愉悅。你的工作、人際關係以及你參加的活動，可能不再像以前那樣使你感到愉快，你也可能會變得性冷感。

3. 精神萎靡不振

當你得了憂鬱症的時候，無論是工作、與家人和朋友聊天，甚至是早上起床，也許都會讓你覺得非常困難。其他人可能會發現你看起來很疲憊或者是行動變得遲緩。你的睡眠明顯受到了影響，有的憂鬱症患者開始會難以入睡或失眠，也有的人可能會睡得比以往多。

4. 思考遲緩

憂鬱症患者不僅會感到身體上的疲憊，而且其神經反應速度也會普遍變慢。當得了憂鬱症的時候，你可能會變得優柔寡斷，或者面對那些基本生活選擇時會感到力不從心，比如說連穿什麼或者吃什麼你都很難決定，覺得有鋪天蓋地的壓力來襲。即使是那些曾經非常簡單的決定，現在也會變成沉重的任務，以至於你想整天都賴在床上不起來。

5. 食欲改變

很多憂鬱症患者會喪失食欲，因為食物變得不如以前誘人了。少數憂鬱症患者則會發現自己胃口大開，吃的比以前要多，因為他們從食物中找到了慰藉。胃口的改變往往會導致體重出現變化，這一點不足為奇。

在第五章中，我會談到即使當你總是沒什麼食欲，或者開始藉由暴飲暴食來尋求心理安慰的時候，你也要照顧好自己。

6. 內疚和自我批評

憂鬱症患者的自我感覺通常非常糟糕，甚至達到與他們的實際表現極不相符的地步。如果難以保持正常的作息，你會生氣或對自己感到失望。也有一些人甚至會指責你太懶惰。在一些更加極端的憂鬱症案例中，憂鬱症患者會因為一些明顯與他們無關的錯誤（別人的問題）而責怪自己，看起來就好像他們已經徹底相信自己是非常糟糕的，因而也就輕信了那些印證這一想法的指責。

7. 孤立

憂鬱症患者通常會想要一個人待著，可能會出現社交孤立，對於和家人以及朋友相處不再感興趣，或者可能擔心把別人也拖下水。一些憂鬱症患者不再和朋友聯繫，不再打電話給朋友，或者是停止了正常的社交。這個問題很難解決，因為社交孤立會使其他的憂鬱症症狀更加嚴重，但憂鬱症患者又很難有充足的精力和興趣與他人待在一起。

8. 死亡的想法或自殺

最糟糕的是，憂鬱症患者對這個世界的看法不同——他們的觀點常常是消極悲觀的。讓人難過的是，憂鬱症患者普遍有死亡的想法或自殺的念頭，因為他們覺得活著毫無價值。那種內疚感、自我憎恨、絕望感和毫無價值感成了他們生命中不可承受之重，而自殺會讓他們感到解脫。

在第六章中，我會討論憂鬱症患者應該如何應對自殺風險，如何監測自己的風險並在病情惡化之前尋求幫助。顯然，並不是所有憂鬱症患者都會選擇結束自己的生命，但大部分自殺受害者都患有憂鬱症或者其他精神疾病。

憂鬱症不是悲傷的代名詞

在瞭解了憂鬱症的相關症狀之後，有一些人會認為憂鬱症只是悲傷的另外一個代名詞而已，因此得了憂鬱症也沒什麼大不了的。沒錯，每一個人在生命中都會有悲傷的體驗，這完全正常，悲傷也是生活的一部分。然而，憂鬱症的表現並不僅僅是情緒悲傷。憂鬱症引發的悲傷情緒，通常會更加強烈，可能會遠遠超過正常的水準，而且持續的時間更長。某一天或者連續幾天情緒低落或者感到悲傷是沒有什麼問題的，我們都有過這種經歷，但如果你感覺自己連續好幾周都有這些感受，那你就需要提高警覺了。

悲傷與憂鬱症的區別

如果你深愛的某個人死了或者離開了你，你很自然地會感到悲傷，這種悲傷和憂鬱有點像。然而，它們之間有非常重要的區別，悲傷的人之所以悲傷，是因為深愛的某個人離開或者死了，而憂鬱症患者則是因為覺得自己特別糟糕。西格蒙德·

佛洛伊德（Sigmund Freud）在其經典論文《哀悼和憂鬱》（*Mourning and Melancholia*）中提出了這個區別。他指出，當你沉溺於悲傷時，會覺得這個世界是空虛的；而當你憂鬱的時候，你會感到自己是空虛的。我們因失去某人而感到悲傷是正常的，當我們學會了在沒有那個人的世界裡繼續生活下去時，這樣的悲痛就會消失。然而，憂鬱症似乎沒有終點，它不會輕易就消退。

最後，請記住，憂鬱症並非僅僅與你的情緒有關。哪天你要是過得很糟糕，你可能還會繼續工作、娛樂或者做些平時喜歡做的事情。然而，如果你得了憂鬱症，就會產生嚴重而且廣泛的影響。就像我在之前談論症狀時所提到的，憂鬱症會影響你的睡眠、食欲、專注力、思考能力，甚至是你的思考方式。憂鬱症絕不僅僅是感到難過痛苦那麼簡單。

為什麼憂鬱症如此嚴重？

憂鬱症會影響你生活的很多層面，無論從哪個層面來衡量，它都是非常嚴重的。世界衛生組織指出，從具有某種障礙的時間年限來評估的話，憂鬱症算是最主要的障礙成因。它會非常嚴重地影響你的健康、你的工作、你的思考方式以及你的人際關係。現在讓我們來探討一下憂鬱症會影響你生活中哪些重要層面吧！

身體健康

談到健康，有很多疾病，憂鬱症患者通常都會有更高的發病率，包括冠狀動脈疾病以及糖尿病。更糟糕的是，憂鬱症患者的很多身體疾病較為複雜，使得他們的治療也變得更困難。結果就是，憂鬱症會導致更高的疾病損害率或者死亡率、更高的醫療花費以及更長時間的失業，或者其他活動能力的喪失。

人際關係

憂鬱症看起來和某種類型的人際互動問題有關係，比如說，憂鬱症患者會過度依賴別人或者需要持續不斷地尋求肯定。憂鬱症會危及婚姻和其他的浪漫關係，憂鬱症患者的伴侶可能也會感到沉重的負擔。這些人際關係問題可能最初引發了憂鬱症，當然也可能在某人患上憂鬱症之後，之前就有的這些問題變得更加嚴重了。

憂鬱症最難對付的一點是，它會使你感覺虛弱。這並不僅僅是因為你精力不足，而是因為你內在的一部分覺得你應該能夠輕鬆地「重新振作起來」。很多人認為，因為我們不能通過醫學掃描或者是血液測試來診斷憂鬱症，所以憂鬱症是不存在的。對憂鬱症的這種認知是極具破壞性的。這種認知不僅不正確，而且還會使人們認為憂鬱症「都只存在於他們的頭腦裡」，從而不願意積極地尋求治療。最糟糕的是，有些人會在憂鬱症加重後，完全看不到生活改善的可能性，最終選擇自殺。

你並不孤單，請擁抱希望

在瞭解了憂鬱症會有多嚴重之後，你可能會想是否有什麼好消息呢？的確有，那就是對大部分人來說，憂鬱症是可以治療的。如果你只從這本書裡瞭解到一個資訊，那就應該是：憂鬱症應該並且能夠被治療。本書聚焦於那些你在日常生活中可用來幫助自己的事情，包括積極主動地讓自己獲得準確的診斷和治療。很多接受治療的憂鬱症患者情況都越變越好，相比那些沒有接受治療的人，他們恢復得更快。平均來說，初次被診斷為憂鬱症的患者一般會在八到十二個月之後才接受治療，大部分接受治療的患者在八周以內就開始有顯著的改善。及時接受治療，可以顯著地降低憂鬱症未來發作的可能性。令人難過的事實是，對大部分患者來說，憂鬱症通常都會復發（我稍後會詳細地討論這個問題）。但是，如果早期接受專業且恰當的治療，就可以降低未來復發的風險。

你可能會質疑甚至是感到悲觀，還有什麼能幫助你呢？你可能已經嘗試了好幾種方法但卻沒有任何效果，或者你只是習慣性地感到悲觀或者無望。即使你現在感覺非常悲觀、無助，也要想到可能是憂鬱症本身使你變得如此悲觀，所以為了改變你的思維方式，第一步就是要接受治療。當你在做某個決定之前總要深思熟慮，考慮大量的細節時，這個過程可能會特別讓你感到沮喪。但是一旦你得了憂鬱症，指望那種消極悲觀的情緒自己平息或消退，那你可能需要花上很長的時間。

如果之前你已經嘗試治療憂鬱症，但並沒有出現你期待的結果，你應該檢視一下你是否接受了正確的治療。事實上，只有不到一半的憂鬱症患者接受了正確的診斷和治療。在第二章中，我會討論如何確保自己得到準確的診斷。這是非常重要的，因為它有助於你選擇合適的治療方案。如果你曾被診斷為憂鬱症並且接受了正確的治療，但是你的憂鬱症依然沒有消失，請不要絕望。憂鬱症是非常獨特的，對於某一個人有效的方法可能對別人並不適用。你有很多選擇，你也可以去尋求不同的治療方案，這部分我們會在第三章中討論。

你是如何得到憂鬱症的？

很自然，你會好奇你是如何得到憂鬱症的。在回答這個問題之前，你需要先知道，得了憂鬱症並不是你的錯。問這個問題只是為了幫助你更好地理解自己，不要讓它成為自我指責的一個理由。憂鬱症並非起因於脆弱、無能或者懶惰，它也反映不出你是一個什麼樣的人。你並不是因為做了某件事情才變成了這個樣子，但是為了讓憂鬱症有所好轉，你的確可以做一些事情。請記住，憂鬱症是一種疾病。由於我們無法通過血液測試或者照X光來探測憂鬱症，有一些憂鬱症患者就會最小化自己的某些症狀；更有甚者，他們會因為自己不能「迅速地擺脫憂鬱症」而責備自己。你可能想過或者有人告訴你憂鬱症「都只是你自己在胡思亂想」，所以你只需要變得更堅強和更自信就好了。我鼓勵你挑戰這些觀念，就像我常常會提醒我的病人，如果真這麼簡單，你早就已經成功了。

在討論某種疾病是如何引發的時候，你可能聽過「先天」和「後天」的說法。如同大部分精神疾病一樣，憂鬱症是由基因和環境的共同作用引起的，其中包括生理和心理因素。

憂鬱症的生理因素

這個疾病的生成本身有遺傳因素的作用，也有無數的身體條件能夠使這些遺傳傾向表達出來。我會介紹一些導致某些人得到憂鬱症的基本的生理因素。

1. 家庭背景

精神醫療專家說憂鬱症有家族遺傳的傾向，這到底意味著什麼？如果父母一方或者你的雙親都患有憂鬱症，那麼你在生命中的某個時刻得到憂鬱症的風險會更高。這並不全都歸因於基因（當然也不全都歸咎於你被撫養長大的方式）：你並不是遺傳了憂鬱症，沒有任何一個基因要為你的憂鬱症負責。相反，臨床學家會說人們實際上是遺傳了一種對憂鬱症的「易感性」，而某些生活經歷或事件會促發易感人群的憂鬱症。科學家預估約有二〇%～四十五%的憂鬱症起因與基因遺傳有關。

2. 身體因素

當你準備為可能得了憂鬱症而尋求治療之前，首先要確定你的症狀不是由身體因素所致。這種可能性比你想像中的高，這就是為什麼我極力建議你先預約私人醫生或心理科醫生，他們都能診斷你的身體健康狀況。有很多身體問題——從甲狀腺問題到內分泌失衡，都會導致與憂鬱症類似的症狀，或者是加劇憂鬱症的某種症狀。我會在第二章更詳細地討論這個話題。

3. 物質誘發因素

某些物質因素會導致類似憂鬱症的症狀或者會加重憂鬱症。為了幫助你更好地恢復，你要做的事情之一，就是坦誠地告訴你的醫生或者治療師你所服用的任何物質，包括處方藥、娛樂性藥物、草藥以及酒精，這一點特別重要。酒精是一種中樞神經系統抑制劑，會導致憂鬱發作後較難康復。每個人對酒精的耐受性是不同的，但是在對抗憂鬱症的過程中，你需要和你的醫生討論如何減少甚至是停止飲酒。我會在第八章詳細討論這個部分。

4. 內分泌原因

你也許聽過人們將憂鬱症歸因於內分泌失調。儘管這種說法過於簡單，但是憂鬱症患者的腦部化學物質確實表現出特定的模式。那些被稱為神經傳導物質的化學物質能說明腦細胞將資訊從一個腦細胞傳遞給另一個腦細胞，不過有關腦部化學物質的詳細討論超過本書的範圍，這邊就不細談。簡言之，當憂鬱症患者大腦中的某種神經傳導物質，例如血清素（serotonin）、去甲基腎上腺素（orepinephrine）和多巴胺（dopamine）提升之後，其病情的確會有所改善。

憂鬱症的心理因素

除了身體上的因素，也有一些心理因素會誘發憂鬱症，這些因素通常包括對生活中重大壓力事件的感受和思考方式。所謂重大壓力事件並不僅僅局限於那些發生在我們身上的事情，還包括我們看待和思考這些事情的方式。即使是那些能讓任何人都感受到壓力的因素，對不同的人影響也不同，這取決於他們如何解讀所發生的這些事。現在讓我們來詳細看一看這些心理因素吧！

1. 對重大損失的反應

什麼樣的生活事件會引發憂鬱呢？通常，這種突發性事件代表著某種失去，比如死亡、分手、離婚，甚至可能是工作變動。這些事件對任何人來講都是有壓力的，但是憂鬱症易感人群在應對這種壓力的時候則表現得更為困難。憂鬱症患者感受不到情況會好轉，也無法對這種失去應付自如。憂鬱症患者在梳理可利用資源以修復關係，或者尋找新的關係方面面臨著很大的問題。更糟糕的是，他們甚至會認為自己就是導致這種問題的元兇，或者多少有些罪有應得，即使那根本就不是他們的錯。

2. 看待自己和世界的方式

某些看待世界的方式與憂鬱症關係密切，認知到這一點很重要。比如說，憂鬱症患者傾向於因為一些無關自己的錯誤而自責，習慣於小題大做。更糟糕的是，他們習慣於認為問題是不可能改變的。儘管你知道你的想法可能有點偏激，不夠理性，但是又很難換個方式去思考問題。一定要記住，無論是什麼導致了這些負面的思考方式，一旦你接受了治療，這些思考方式都會有所改善。

你從中能學到什麼呢？憂鬱症是非常複雜的，往往不是一個原因就能解釋清楚的。單純歸咎於先天或後天因素、早期兒童經歷或者大腦化學物質的問題都不夠準確。我們所知道的是，那些看起來遺傳了憂鬱症易感性的人在面對某種生活壓力時，比較容易得到憂鬱症。憂鬱症的潛在原因多而雜，分辨到底是什麼導致一個人罹患憂鬱症並沒有那麼重要。無論起因是什麼，我接下來要討論的治療方法通常都是很有效的。比起知道誘因，我認為更為重要的是弄清楚是什麼讓憂鬱症一直存在。瞭解這個代表你認清在生活當中你需要做出哪些改變。

憂鬱症的類型以及其他情緒障礙

不同憂鬱症患者的表現不同，事實上，憂鬱症有不同類型。

重度憂鬱症

讓我們先拋出一些重要的專業術語。當你憂鬱的時候，精神醫療專家會把達到該疾病臨床診斷標準的時間稱為「鬱期」（depressive episode）。一個典型的鬱期可以從任何時候一直持續幾周到幾年的時間，但是平均通常會持續五到六個月。第一次憂鬱發作的時候，精神醫療專家的診斷通常是「重度憂鬱症，單次發作」。如果你再次憂鬱了，醫生的診斷就會變成「重度憂鬱症，再次發作」。一旦不再有那些憂鬱的症狀，你就是在緩解期（remission）。如果你進入緩解期不久後又患上了憂鬱症，通常是在六個月之內，那你就是「恢復中復發性憂鬱症」（relapse）。如果你在完全沒有症狀一段時間之後憂鬱症復發了，通常是在六個月之後，你就「康復後復發性憂鬱症」（recurrence）。

憂鬱型憂鬱症

一些憂鬱症患者會表現出憂鬱的症狀，這基本上意味著他們發現很難找到生活的樂趣，或者對自己曾經所享受的事情再也提不起興趣了。他們的精神狀態顯得特別低落，通常早上時感覺更糟糕。

非典型憂鬱症

有一種憂鬱症被稱作非典型憂鬱症，但實際上它是普遍存在的亞型憂鬱症。大部分患有憂鬱症的人都會表現出某種特定症狀。一部分人會顯著地表現出失眠、不思飲食的症狀；非典型憂鬱症患者則表現為比患病之前要吃得多，睡得多。儘管睡眠增多，但他們依然覺得疲憊不堪，精神不濟。他們通常聲稱感到身體格外沉重。他們對於被拒絕特別敏感。特別的是，不像其他類型的憂鬱症患者，非典型憂鬱症患者對於一些外在的愉悅事情能夠做出短暫的快樂回應，但這種快樂往往不能持續很長的時間，憂鬱的症狀很快就會捲土重來。

季節性憂鬱症

一些人的憂鬱症與季節變化相應，通常在秋冬季節發作，這種憂鬱症被稱作季節性情緒失調（Seasonal Affective Disorder, SAD）。冬季白天變短，氣候變冷，光線減少，都會促使某些群體憂鬱發作。對於這種不太常見的憂鬱症，其治療方法是非常特別的。除了傳統的治療方法以外，也可以增加全光譜日照時間，一天當中照好幾個小時，使得患者的身體認為已經得到了自然光照。

產後憂鬱症

一些女性發現孕期以及產後內分泌和情緒的變化會讓她們產生憂鬱的情緒，使她們感到並陷入悲傷中無法自拔，擔憂無法照顧好自己的孩子。大部分情況下，在孩子出生以後這些症狀都會很快消失，但有一些女性的憂鬱症狀會持續下去。

精神病性的憂鬱症

有少數憂鬱症患者會出現精神病性的症狀，換句話說，他們失去了與現實的聯結。有精神病的憂鬱症患者會有異乎尋常的體驗，甚至是出現幻覺。這種類型的憂鬱症是非常嚴重的，患者或其家屬應該和精神科醫生一起商討治療方法。

輕鬱症

還有一種非常普遍的情緒障礙，被稱作「輕鬱症」，類似「情緒悲傷」。想像一下，重度憂鬱症的症狀沒那麼嚴重，但是持續時間更長，這樣你基本就能理解輕鬱症患者有什麼樣的感受了。輕鬱症症狀超過兩年才能達到診斷標準，做出準確的診斷。當一個人同時達到「輕鬱症和重度憂鬱症」這兩種診斷標準的時候，有時候會被稱為雙重憂鬱症，治療起來比任何一種單一的憂鬱症要複雜得多。

雙相情緒障礙

你可能聽說過雙相情緒障礙（Bipolar Disorder），它最開始被稱作「躁鬱症」。得到這種疾病的人，憂鬱只是其表現出來的一面。當鬱期結束以後，患者可能會恢復正常的情緒狀態，或者進入一種與憂鬱症完全相反的狀況中。和憂鬱症一樣，雙相情緒障礙會影響你的情緒、精力、睡眠以及你看待世界的方式，然而和憂鬱症不同的是，雙相情緒障礙可能會導致你陷入亢奮、激動乃至喪失理性的情緒中；它會導致你精力過於旺盛，容易衝動；你需要的睡眠時間並不多；你會參與一些冒險行為，絲毫不顧忌後果。

具有雙相情緒障礙的人可能會在短時間內對很多事情產生非常強烈的興趣，甚至會做一些瘋狂的事情或者是產生一些極端的觀念，比如認為自己有超能力。這種「亢奮」期被稱作「狂躁期」（在光譜中較嚴重的一端）或是「輕躁期」（在光譜中不那麼嚴重的一端），無論是哪一種都非常嚴重。那些輕躁發作的人，通常都精力充沛、機智、有趣、快樂。然而最糟糕的時候，狂躁或者輕躁都可能會導致思緒奔馳不受控，患者會強迫自己不停地說話，做出衝動的行為，想要參加冒險活動，甚至是出現一些自大而不切實際的想法。

遺憾的是，處於狂躁期的人們很可能會刷爆信用卡，追求刺激而冒險的性行為，相信自己擁有特殊的知識或者力量，甚至有可能出現妄想或者變成精神疾病。雙相情緒障礙是極其嚴重的，可能會導致嚴重的生活問題、被逮捕、住院甚至是自殺。輕躁或狂躁發作普遍會轉換成憂鬱發作，有時候一年當中會反復好幾次。

如果你得了憂鬱症，就要弄清楚憂鬱發作是否僅僅是一個更大的情緒變化模式的一部分，這一點非常重要。精神醫療專家的專業評估會幫助你測量這種可能性，進而為你提供適宜的治療方案。推薦給雙相情緒障礙患者的治療方案中，幾乎都包括了服藥和對生活方式做出重大調整，這能最小化觸發另一次輕躁或者狂躁發作的風險。

對雙相情緒障礙的完整解讀超過了本書的討論範圍，如果你懷疑你有雙相情緒障礙的某些症狀，那麼本書中很多建議並不適合你，儘管你可能在某段時間會感到憂鬱。你應該和你的私人醫生以及精神科專家共同討論治療方案，詢問他們如何管理和應對你的症狀。有關這方面的實用性指南可參考羅斯・費德曼（Russ Federman）和小安德森・湯姆森合著的《面對雙相情緒障礙》，這本書主要是針對年輕人的（當然對所有人都是適用的）。

重點摘要

憂鬱症是一種非常普遍的心理疾病，它不僅會影響你的情緒，還會影響你的身體、思想以及你看待世界的方式。憂鬱症不會只有一個成因，但是人們似乎會遺傳對憂鬱症的易感性，這會導致他們在應對某種生活困境時出現問題。得到憂鬱症並不是你的錯，也不是他人的錯。好消息是憂鬱症是可以治療的。遺憾的是，絕大部分憂鬱症患者並沒有得到準確的診斷和適當的治療。在第二章中，我會重點討論如何確保你得到準確的診斷。

第二章

得到準確的診斷

如果你懷疑自己得了憂鬱症，尋求正確的診斷是非常重要的。如果你還沒有接受過診斷，沒有關係，我會介紹一些你可以採取的有效的基礎步驟。

如果你懷疑自己可能得了憂鬱症，尋求準確的診斷是非常重要的。有一半以上的憂鬱症患者並沒有得到準確的診斷和治療，所以我將要探討的是你如何確保自己得到了最好的照顧。

準確診斷意義重大

本書的目標讀者是那些新近被診斷患有憂鬱症的人。也許你對憂鬱症已相當瞭解，如果是這樣，那就太好了；本章會提供一些建議，確保你能徹底地瞭解憂鬱症。如果你還未接受診斷，也沒關係，我會介紹一些你可以採取的有效的基礎步驟。

身體檢查很重要

做全面的身體檢查是一個好的開始。因為很多身體疾病會影響你的精力狀態、睡眠、食欲以及性欲，所以你首先要進行檢查，確保你的問題並不是由除了憂鬱之外的一些未被診斷出來的疾病或者健康問題引起的，這一點非常重要。事實上，還有一些疾病和憂鬱症的症狀相仿或者會加劇憂鬱症。在我治療憂鬱症患者的臨床過程中，我看到有一些人在看了醫生以後，發現他們其實只是因為罹患了一些之前未被診斷出來的身體疾病，例如甲狀腺功能減退、糖尿病，甚至是睡眠障礙。所以，一開始就進行全面性的健康體檢是非常重要的，只有先排除任何生理疾病的干擾，才有可能獲得對憂鬱症的精確診斷。

你應該也知道診斷問題並不是非黑即白，比如說，你可能患有憂鬱症，同時也患有某種生理疾病。事實上，很多身體或心理問題普遍都與憂鬱症相生相伴。好消息是，無論你同時與哪種身體和情緒問題對抗，治療憂鬱症都是非常有益的。比如說，治療憂鬱症既可以降低血液中的壓力荷爾蒙皮質醇（Cortisol），也可以降低患冠狀動脈疾病的風險，同時還能緩解其他心臟問題。

你可能還會發現，你的症狀除了可能是憂鬱症之外，還有可能被診斷為另外一種精神疾病。事實上，這也是非常普遍的，憂鬱症通常與焦慮症、藥物濫用和人格障礙同時出現。這就是所謂的「共存疾病」，我將會在第八章中討論如何有效地管理它們。有些人同時還會有癲癇這樣的疾病或者其他神經系統問題。儘管這些內容超過了本書的討論範圍，但是和你的醫生討論這些疾病對你來說是非常重要的。

向醫生傳達的資訊

在準備見你的醫生或者是精神科醫生的時候，填寫下面這份問卷會給你帶來一些幫助。如果你超過兩周以上有問卷中的任何症狀，標記出它們困擾你的頻率和程度，這能讓醫生更多地瞭解你的擔憂，有助於他做出更準確的判斷。這個問卷被稱作「憂鬱症自我評估量表」（PHQ-9），被廣泛地應用於診斷可能的憂鬱症。

根據過去兩周之內你的實際情況，對以下問題勾選出它們困擾你的頻率。

憂鬱症自我評估量表 PHQ-9

❶ **做任何事都提不起勁或者沒有興趣：**

□完全沒有　□有幾天　□一半以上的天數　□幾乎每天

❷ **感到心情低落、沮喪或者絕望：**

□完全沒有　□有幾天　□一半以上的天數　□幾乎每天

❸ **入睡困難、睡不著或睡太多：**

□完全沒有　□有幾天　□一半以上的天數　□幾乎每天

❹ **感覺疲倦或沒有活力：**

□完全沒有　□有幾天　□一半以上的天數　□幾乎每天

❺ **食欲不振或吃得太多：**

□完全沒有　□有幾天　□一半以上的天數　□幾乎每天

❻ **覺得自己很糟糕，或者很失敗，抑或是對自己失望或有負家人的期望：**

□完全沒有　□有幾天　□一半以上的天數　□幾乎每天

❼很難專注於做某件事情，例如看報紙或看電視：

□完全沒有　□有幾天　□一半以上天數　□幾乎每天

❽周圍人反映你行動或說話速度遲緩（或者相反，變得煩躁、坐立不安、動停不下來）：

□完全沒有　□有幾天　□一半以上的天數　□幾乎每天

❾有死掉算了或自殘的念頭：

□完全沒有　□有幾天　□一半以上的天數　□幾乎每天

❿如果你發現自己有以上任何症狀，那麼在工作、家庭、生活以及與人相處方面，它們給你造成了多大的困難：

□沒有任何困難　□有一些困難　□很多困難　□非常困難

你的醫生會檢查這些數值，然後運用這些資訊做出診斷。

醫生需要的其他重要資訊

接下來，你應該在另外一張紙上寫上以下的資訊，一起帶到醫生那裡。

1. 目前的用藥以及劑量

除了討論你的症狀以外，你還需要告訴醫生任何你服用過的藥物，無論是處方藥、非處方藥還是中草藥。有很多藥物都可能對你的心情造成意外的影響，所以確保你的憂鬱症狀並不是因為服用這些藥物所引起的非常重要。

2. 其他任何症狀或者擔憂

憂鬱症通常並不是單獨發生的，我會在第八章中討論這個問題，現在只是希望讀者能夠明白，憂鬱症普遍伴隨著其他精神疾病（比如焦慮症）或者身體疾病（比如貧血）。羅列出你具有的任何其他症狀或者擔憂，有助於醫生做出更好的診斷。如果你不確定從哪裡開始，就好好想一想最近你是從哪些地方發現，你好像不是以前的那個你了。你也可以詢問你所信任的那些人，看看他們是否發現你的異樣或者反常。

3. 家族病史

你需要告訴醫生的另一個非常重要的資訊是你的家族病史。如同我在第一章中提到的，類似於憂鬱症這樣的情緒障礙也有可能存在著家族遺傳因素，所以你的家族病史可以提供非常重要的線索。如果你的祖母、父母或者任何兄弟姐妹之前患有憂鬱症，那麼你自己患上憂鬱症的風險就可能略微高一點。

4. 酒精和物質使用情況

除了正在服用的任何藥物以外，你還要告訴醫生日常的飲酒量以及飲酒的頻率，這也是非常重要的；同時如果你正在使用任何毒品或者物質，你也應該對你的醫生坦誠相告。為什麼？物質濫用是最常與憂鬱症共生的眾多問題之一，而且它會非常嚴重地妨礙你從憂鬱症中康復。許多人會因為擔心惹禍上身，因此對於向醫生坦白自己使用非法毒品這件事猶豫不決。但是，物質使用的相關資訊對於準確診斷你的憂鬱症或者任何其他情緒問題都是至關重要的，所以你必須誠實。

我並不是要評判你，這無關倫理道德，而是因為我承諾要幫助你們變得更好。

如果你隱瞞酗酒或者吸食毒品，這會妨礙醫生做出正確的診斷；更糟的是，在某些情況下，使用毒品和酒精可能會讓你為康復而做的所有努力都白費。所以，坦白告訴醫生或者治療師使用酒精或毒品的情況是絕對必要的。

喝酒本身並不一定是一個問題，重要的是飲酒對你的生活所造成的影響。在和憂鬱症對抗的時候，即使適度飲酒，也很容易造成問題。因為酒精是一種典型的神經系統抑制劑，這意味著酒精會影響你的大腦，導致你產生疲倦感，心率降低，呼吸減緩，肌肉放鬆以及思考和反應遲鈍，也會導致其他類似的症狀出現。少量喝酒，會讓人感到愉悅；但是如果你憂鬱了，你可能正經歷著迷霧般的低落感，經常感到疲倦，無法清晰地思考，酒精會使這些症狀惡化，使你很難去參加那些讓你感到積極或有很強參與感的活動。酒精和憂鬱是一對很糟糕的組合，具有很多潛在的危險。所以我強烈地建議你，處於恢復期的時候，減少飲酒或者不飲酒更好。這並不表示要永遠戒酒，只是處於憂鬱症恢復期時要採取這種措施。

另外，如果你正在服用抗憂鬱的藥物，你應該非常小心謹慎地和你的醫生或者精神科醫生討論酒精使用情況。有很多抗憂鬱藥物會加大酒精效力，增強酒精的作用，以至於你的身體會出現更強烈的反應。在某些藥物的作用下，即使是一次飲酒也有可能使你的身體表現得好像喝了兩次或者更多的酒，這樣就難以追蹤飲酒對你的情緒、健康、判斷力和思考力的影響。而且如果你正在服用某種藥物，比如說單胺氧化酶抑制劑（MAOIs），某種類型的酒精可能會與藥物產生潛在的致命反應，你應該不斷地與醫生討論你所服用的藥物會和酒精產生什麼反應。

在物質使用方面，有些憂鬱的人會使用大麻來擺脫負面情緒。現階段的研究無法確認大麻是否會加劇憂鬱症，但已有研究發現大麻雖然不會直接讓你的情緒惡化，但會增加冷漠感與降低活力。此外，也幾乎沒有證據表明使用大麻可以改善憂鬱症狀，因此我建議在治療憂鬱症期間，最好停止使用大麻。

醫生會幫助你查清楚哪些症狀可能是由憂鬱症引起的，而哪些是由物質濫用引起的。很明顯，當你得了憂鬱症的時候，使用某些種類的物質會影響你的情緒和身體機能，這部分我會在第八章做進一步的說明。

你對醫生的合理期待

有些人可能一開始會選擇去見他們的家庭醫生，這樣做讓他們感到更自在。這會成為一個非常重要的起點，因為就像我之前提到的，家庭醫生可以幫助你評估身體狀況，甚至也會診斷你的憂鬱症；而且如果你已經和你的家庭醫生非常熟了，你可能會更願意和他討論，而不是和一個心理諮商師或者精神科醫生分享。

如果是從家庭醫生開始你的康復旅程，我建議你的旅程並不一定要只限於此。有很多家庭醫生在診斷憂鬱症上很有經驗，但在治療憂鬱症這類情緒障礙上並不是那麼專業。因此，你必須詢問你的家庭醫生他在治療憂鬱症方面的經驗。如果你的家庭醫生並沒有將「談話治療」（talk therapy）作為一個治療方案，那麼你可以主動詢問，以便你在一個更加全面的基礎上做出選擇和決定。

你的家庭醫生通常會評估哪些方面的情況呢？根據你的症狀，他可能會想要排除某種身體疾病。有一些甲狀腺問題會導致內分泌失調，從而產生類似憂鬱症的某些症狀，所以要確保讓你的醫生知道你是否有任何甲狀腺或者內分泌疾病。

你的醫生可能會詢問你是否攝取了足夠的營養。營養失衡可能會極大地影響你的心情和精力，如果你不太確定自己是否吃得足夠好，你的醫生會透過你的血清前白蛋白（Prealbumin Level）含量來判斷。血清前白蛋白是一種攜帶激素和維生素運行於全身的一種物質，如果血清前白蛋白含量太低，代表你可能缺乏蛋白質或者其他營養成分。鈉和鉀等電解質的失衡會影響你的神經系統功能。除此以外，紅血球在輸送氧氣過程中若出現問題會導致貧血，也會對你的心情和精力產生一些顯著的影響。還有一些簡單的血液常規檢測可以幫助你檢查這些狀況。

因為醫生具有處方權，所以他們可能會和你討論抗憂鬱藥物的選擇。我會在下一章進一步討論在決定藥物是否適合你的時候，要考慮哪些問題。在這之前，你需要先向醫生諮詢以下這些重要的問題。

- 這種藥物的功能和作用原理是什麼？

- 我一天應該服用幾次？
- 這種藥物大概多長時間才會起作用？療效如何？
- 這種藥物常見的副作用是什麼？
- 這些影響或者副作用會使我極度不適嗎？如果造成不適，我需要連絡你嗎？
- 我們下一次什麼時候見面來討論這種藥物的療效？
- 根據你的預估，我大概需要服用這種藥物多長時間呢？
- 做完全面的身體檢查後，下一步是什麼？

不要擔心問醫生問題，現在就去問他。先問清楚比之後在疑惑中冒險要好得多。任何有能力的醫生都應該對你的問題抱著開放且歡迎的態度，而不會覺得被冒犯了。

對很多憂鬱症患者來說，他們的治療開始並結束於他們的家庭醫生辦公室。儘管這並沒什麼不好，但是會在無形當中限制了其他很多良好且可用的治療方案。除了見你的家庭醫生以外，你也應該考慮去見見其他精神醫療專家，他們在治療憂鬱症之類的情緒問題上更加專業。

精神醫療專家可以提供的幫助

下面讓我們來討論一下拜訪精神醫療專家的決定。家庭醫生是你的首選，但也要考慮那些專注於診斷和治療情緒以及行為問題的專業人士。你的家庭醫生可能會這樣建議，或者你可以通過拜訪諮商師或治療師開始尋求診斷。我們首先要區分兩個主要的精神醫療專家群體——主要做談話治療的人和主要開處方藥的人。

心理學家和其他談話治療師

有很多類型的精神醫療專家都具備診斷和治療憂鬱症的資格，主要包括：

- 臨床心理學家，通常擁有心理學博士學位
- 有執照的臨床社會工作者（LCSWs）
- 婚姻與家庭治療師（MFTs）

• 有執照的專業顧問（LPCs）和心理諮商師（MHCs）
• 精神分析師，通常擁有碩士學位或博士學位，擅長提供長程深度談話治療。

這些專家必須向職業資格委員會證明他們受過正規的培訓和教育，同時必須通過職業資格考試，才能獲得這些頭銜。對於一個你可能接受其治療的治療師，你要理直氣壯地詢問他的教育、培訓以及憂鬱症診斷和治療方面的經驗。一個有能力的治療師應該對你的問題持開放的態度，而不會覺得受到了冒犯。

還要看你在哪裡尋求幫助，你的治療師可能正在接受培訓，或者還只是心理科實習生。正在接受培訓的治療師在和你初次見面時就會說明這一事實。這些治療師直接受擁有職業資格證書的專家指導，在指導師的監督之下，他們能夠提供非常卓越的服務。

為了方便起見，我將會使用「治療師」這個術語，在這裡特指有資格提供談話治療的任何個體。然而，你應該知道治療師、輔導師和精神治療師這些職稱並不受政府機構的監管，所以這代表著任何人都可以使用這些頭銜，無論他們所受的培訓是什麼。如果有人使用這些頭銜，卻沒有展示出他的學歷或者專業職稱，那麼你也有權進一步詢問他的背景和受訓經歷等相關資訊。

還有一些其他有關精神醫療專家的職稱，我就不一一列出了。你要謹記的一點是，放輕鬆，不要不好意思詢問治療師受過哪些教育和培訓，以及有過哪些經驗。

治療師能提供什麼幫助

第一次見治療師的時候，你應該有什麼樣的期待呢？通常情況下，與治療師的第一次見面大概會持續四十五到九十分鐘，這取決於你的治療師如何安排。你的治療師會弄清楚是什麼促使你前來尋求治療、你的症狀持續多長時間、對於治療你有什麼目標以及其他方面的情況等。你的治療師會想瞭解很多有關你的症狀之外的資訊，因此可能會問一些與你的家人、工作、人際關係，還有健康狀況有關的問題。

理想情況下，在第一次見面結束後，你應該對你所面臨的問題的基本狀況有所瞭解。你面對的問題通常不會只有一個簡單的解釋，但是你和你的治療師應該已有一些初步的認識。在第一次見面結束的時候，你的治療師可能還沒有準備好推薦哪種治療方案給你，通常會再經過幾次見面會談，治療師對核心問題有了深刻的理解和認識後，治療才開始。不要期待在第一次見面結束的時候，所有的事情都會發生戲劇性的翻轉；但是你可以期待你和治療師已經有了一些想法，知道如何進一步解決問題。

談話治療到底是什麼呢？我會在第三章更多地談論這個主題，但是現在我會大致說出一些你應該知道的重點內容。不論你的治療師如何進行臨床操作，最重要的事情就是你會在過程中感受到與他存在著聯結，他會使你感到你能夠坦誠地與他交流。牢固密切、充滿信任的治療關係是治療能夠順利進展的最佳保障之一。如果你已經見過你的治療師好幾次了，但依然沒有感受到聯結，那麼你也不妨直接說出來。有必要的話，你可以繼續去找別的治療師。如果那種聯結並不緊密，你也不需要在一棵樹上綁死。

如果你已經見了好幾個治療師，那麼該怎麼做，才能選擇出最適合你的呢？其實並沒有百分之百完美的選擇，但是當你決定要治療的時候，有一些非常重要的因素需要考慮：

- 大致來說，你是否喜歡你的治療師？
- 你覺得你可以信任他嗎？
- 他會非常真誠地分享而不故意使用任何複雜的專業術語嗎？
- 他看起來有多理解你呢？

花一些時間來思考這些問題，重視自己的想法和感受。如果有任何地方讓你感到不對勁，那我建議你繼續尋找，直到找到能夠信任的治療師再進行治療。

一旦建立起一個良好的關係，接下來呢？治療師對你所說的任何事情都不應該讓你感到迷惑或者神祕。即使不清楚最初是什麼觸發了你的憂鬱，但你的治療師對於是什麼造成你持續憂鬱會有一些想法。一旦你們雙方針對核心問題達成共識，就可以制訂下一步治療計畫了！有一些治療師會讓你專注於自己的思考方式，比如，你可能相信表達能力或者做某事的能力差，代表你是一個非常糟糕的人，他就會提供給你一些不同的看待自己的方式；有的治療師也可能會鼓勵你從人際關係中去看待自己的問題，比如，你可能會發現自己很難輕鬆自在地向配偶或者伴侶明確表達你的需要。最重要的是，在什麼導致你持續憂鬱以及如何制訂改善計畫方面，你要和你的治療師達成共識。

電視劇和電影可能會讓我們以為治療就是一個人安靜地躺在沙發上，不受打擾，而旁邊則有一個沉默（通常是有鬍鬚的）的老人在一個資料夾上盡職盡責地書寫著一些筆記。幸運的是，在現實生活中，治療時的情景完全不是這麼一回事。治療中會有非常積極的對話，能夠慢慢地幫助你更多地理解自己，明白首先要做出什麼樣的改變。我說「慢慢地」是因為治療並不是像電影演的那樣，會有戲劇性的恍然大悟的時刻，能夠魔術般地修復所有的事情。很多人相信治療就是關注兒童期經歷，然後幫助患者意識到是早期生活事件觸發了他們的憂鬱症，但是我想要挑戰這種制式的思考模式，因為，我希望你抱有適切的預期，而且我認為不論是什麼觸發了你的憂鬱症，它可能都沒有如今生活中導致你持續憂鬱的因素更重要。此外，像憂鬱症這樣複雜的問題並不能僅僅歸咎於生活當中的一兩件事情。

當然，能知道自己為什麼得了憂鬱症很好；但即便不確定是什麼引發了憂鬱症，也不要擔心會造成治療中有什麼缺失。總之，基本上，聚焦於你當下的現實生活處境更加重要。

精神科醫生

精神科醫生是擁有處方權的精神醫療專家，具備醫學學位（碩士或者博士），並且在診斷和治療情緒障礙或者精神疾病方面接受過專業培訓。有一些精神病醫生特別擅長開藥，還有一些特別擅長談話治療，而有的人則二者可以兼顧。和精神科醫生會面時，問清楚他能提供哪些服務是非常重要的。

在選擇精神科醫生的時候，你可以問哪些問題幫助你做選擇呢？你應該問他除了開藥，是否可以提供心理治療（也就是談話治療）。如果能夠提供，那你應該進一步地弄清楚他能提供的具體內容，以及你需要什麼。如果你尋求的主要是談話治療，我會鼓勵你去問第五十四頁中所問的問題；如果你主要是尋求藥物治療，我會鼓勵你問第四十八頁中那幾個問題。

你也應該問問自己是否選擇由同一個人來進行藥物和心理治療，有些人的確喜歡這樣，但是也有人會分別交給兩個不同的專家。兩種選擇都是可以的。如果你見不同的專家，那麼簽一份授權書允許他們彼此交流關於你的治療的相關資訊是非常重要的。

許多精神科醫生會在必要情況下開藥給憂鬱症患者。如果你決定服藥，到底是由你的家庭醫生，還是你的精神科醫生來開藥呢？我的建議是，精神科醫生在治療憂鬱症方面更有優勢，他們非常瞭解各種普遍用於治療憂鬱症的藥物。這並不是說家庭醫生不具備開抗憂鬱類藥物或者治療憂鬱症的能力，只是相較之下，精神科醫生在治療憂鬱症方面更為專業。而且，家庭醫生在日常臨床經驗當中較少遇到憂鬱症，精神科醫生則經常接觸憂鬱症患者，治療憂鬱症的經驗更為豐富。

確定精神醫療專家

在網路上搜尋精神醫療專家資訊時，通常會跳出很多名字，選擇信譽較好的機構。你也可以請有經驗的朋友或者家人推薦你合適的醫生。

重點摘要

要獲得一個適合自己的憂鬱症治療方案，要先得到準確的診斷。首先，去做全面的身體檢查，排除可能的身體疾病原因或者是那些會加重你的症狀的因素。如果在全面的體檢之後，依然被診斷為憂鬱症，那麼接受治療對你來講是至關重要的。未經治療的憂鬱症通常會持續更久，也會比接受合適治療的憂鬱症更加嚴重。那麼，該如何選擇一種對你合適的治療方案呢？我將會在第三章當中詳細討論不同的治療方案。

第三章

憂鬱症的治療方案

任何一種治療方案通常都優於不接受治療。然而，無論你選擇哪種方法，很重要的一點是，你要隨著時間的推移，記錄你的進展狀況。

如果你決定尋找幫助，那接下來該怎麼辦呢？憂鬱症到底是如何被治療的？在這一章中，我會重點討論專家治療憂鬱症的一些常用的方法，然後你可以考慮哪一種對你來說是合適的。瞭解那些最為普遍的治療方案，有助於你認清治療能做什麼與不能做什麼，從而保持合理的期望。

心理治療

如果你之前從來沒有接受過治療，那麼對於治療的理解基本上就只是媒體傳達給你的那些僵化的或者刻板的印象。《紐約客》（*New Yorker*）的漫畫通常都會虛構出一個戴著眼鏡的白鬍子老頭，安靜地坐在一個躺在沙發上的病人旁邊，聽他抱怨生活的悲苦。電影和電視劇勾畫出的治療場景，則通常會是病人探索著隱藏在自己兒童期的祕密，以便挖掘出他們憂鬱的根源。更為糟糕的是，很多電影會把治療師刻畫成兇狠的惡人，控制甚至侵犯他們的患者。可喜的是，這些都不是真的！讓我們花點時間來瞭解一下真正的治療是什麼，以及和治療師對談的時候，會是什麼樣的情況。

把治療想像成和一個想幫助你更好地理解自我的人所進行的私人對話。這個人對於生活中的問題很有經驗，而且在理想情況下，可以幫助你用一種全新的方式看待你自己，你可以向他訴說你內心的哀愁。因為會需要花一些時間來理解你真正的問題和擔憂是什麼，所以治療師通常會專門安排一到三次會面，雙方在此期間要就療程制訂出一個計畫。在做計畫時，大部分治療師都會問一些問題，比如是什麼促使你來見他？你發現了哪些問題？你對治療抱有哪些期待？他們非常渴望知道你的憂鬱症是從什麼時候開始的，你認為是什麼導致你持續憂鬱，家族中是否有憂鬱症病史等各類相關資訊。

絕大部分治療師並不會直接給建議，至少在最開始的時候不會。這並不是說他們知道問題的答案而故意跟你賣關子，或者讓你自己去找答案。生活是非常複雜的，對於治療憂鬱症來說，並沒有一個放諸四海皆准的方法。要知道的是，馬上獲得建議可能會讓你在剛開始的時候感覺到釋放或者興奮，但有可能忽視你生活現狀的獨特性。不要指望你的治療師會讓你坐下來，然後遞給你一張突破重圍的路線圖，上頭列著所有你需要去做的事情，可以使你可以變得更好。生活本身要比這個複雜得多，憂鬱症治療也一樣。

所以，你應該抱有什麼樣的期待呢？針對憂鬱症的心理治療方案種類很多，我想探討一些最常用的方法，以便你瞭解你的治療師。你也可以詢問你的治療師，他對於憂鬱症的理解為何，以及通常是如何治療憂鬱症的。

認知療法和認知行為療法

最常見的憂鬱症治療方法之一，就是關注你思考問題的方式。因為它高度關注你的想法，所以被稱為認知療法（Cognitive Therapy, CT）。還有一個類似的方法，結合了其他一些技術而被稱為認知行為療法（Cognitive Behavioral Therapy, CBT）。記住，憂鬱症不只是會影響你的心情，也會影響你看待世界、看待自己的方式，以及你的人際關係。瞭解你思考當中的一些假設，可以大幅地幫助你對事物有一個更現實、更有效的看法。研究顯示，認知療法和行為認知療法在治療憂鬱症方面效果顯著。

憂鬱症患者習慣用一種特別的方式來看待這個世界。憂鬱的時候，我們會傾向於相信如果事情的結果不好，那就是我們的錯（就是說我們相信並且認為這一結果是我們內在的一些原因造成的，而不是因為機會或者外在的環境。）我們也傾向於相信問題會持久存在而不是暫時的，而且相信這些問題背後還存在更大的問題，而且這個問題不會隨環境發生變化。比如，有一個憂鬱症患者忘記了和朋友相約用餐，他就更有可能認為自己是一個健忘的人，「我做事總是這樣馬馬虎虎，我可能總是這樣吧。」在這種情況下，認知治療師會幫助這個人注意他的自動化負面思考（automatic negative thoughts），衡量它們是不是真實的。難道忘了一次約會就能代表這個人健忘嗎？給自己貼上「健忘」的標籤對他有用的嗎？難道現實中他真的一直都這樣嗎？在他的生命當中有沒有很多例子證明，大部分時間他都是非常守時並且講信用的呢？僅僅用這樣一個例子來預測他的未來，並且斷定他將永遠都是這樣合理嗎？如果這聽起來好像是你跟自我的對話，那就對了，實際上就是這樣。我有時候會和我的患者開玩笑說，這種方法簡單來講就是：「不要總是相信你所認為的一切，和自己對話並辯論是值得的。」

認知治療師會教導憂鬱症患者發現並且注意自己思考模式當中常見的錯誤，這些錯誤有時又被稱作認知扭曲（Cognitive Distortions）或者認知偏誤（Cognitive Errors）。我們都會時不時犯這樣的錯誤，只是當我們憂鬱的時候，會更容易犯這些錯誤並且毫無覺察。例如，有一個普遍的認知錯誤，即非黑即白的思維。我們會認為事情要麼是災難，要麼非常棒，而壓根沒有考慮過中間狀態。另外一個認知錯誤就是，會覺得好事情發生，只是因為幸運；而壞事情發生時，就是自己的錯誤。如果退一步，去想一想我們的大腦是如何欺騙我們的，你會覺得非常有趣。我有時候會鼓勵我的患者玩一個遊戲——捕捉自己犯下的認知錯誤。

僅僅意識到或者發現這些錯誤還不夠。當我提到「要你與自己對話」時，我的意思是我們必須用一些更理性、更有意義的觀念，來代替那些無效的或者是非理性的觀念。你的治療師在這一點上是絕對有幫助的，他可以提供一些更健康地看待事情的方式。比如說那個忘記和朋友約吃飯的人，治療師可能會提醒他，儘管這次結果不愉快，而且也不是他想要的，但這並不能證明他就是一個非常糟糕的或者是健忘的人。重新認知可能聽起來很容易，但想要熟練地應用這些方法則需要大量密集的練習。經由練習，就比較容易識別，並且消除憂鬱症帶來的一些不利於適應的想法。

憂鬱症人際心理治療

另外一種治療方法——憂鬱症人際心理治療（Interpersonal Psychotherapy for Depression, IPT），專注於患者的人際關係，而非患者的思想。我通常會對我的憂鬱症患者採用人際心理治療，很多人都發現它很好操作，也很有效。人際心理治療的顯著特點就是它不關注憂鬱症的起因，疾病的根源無關緊要。最重要的是識別出是哪些生活遭遇使憂鬱症不斷發展，並找到讓情況好轉的方法。

在進行人際心理治療過程中，治療師會和你討論最近有哪些事情為生活帶來壓力，並分析這些事情和你的憂鬱症之間的關係。在進行人際心理治療過程當中，你需要特別關注四大類人際問題：角色衝突（當你和其他人對於關係有不同的期待的時候）；角色轉換（開始去適應一個重要的生活變化，比如說結婚或失業）；因死亡或親人離開的悲傷和失落；與他人相關的一般人際問題。這種治療方法通過幫助你識別並且應對那些觸發你的憂鬱症的事件，可以讓你開始感覺到不再那麼孤立無助了，提高你的效率，讓你擁有更多的掌控感，對自己的生活也更加滿意。

我個人喜歡做人際心理治療，它的可操作性強，也並不依賴於任何複雜深奧的概念，患者通常都能很快地理解。它也有著紮實的研究支持，並被認為是實際效果非常好的憂鬱症治療方法。

動力取向心理治療法

一些治療師會採用一些不同的動力取向心理治療（Psychodynamic Therapy）。「動力取向心理」聽起來複雜，其實就是指生活中不同部分會彼此產生衝突，進而導致了某些問題。比如說，有多少次你必須做一份報告或者工作，但卻一直推遲，因為你就是無法全神貫注地去做？因為你內在的一部分想要工作，而另外一部分卻又不想工作。類似的衝突還有可能是你遇到了一個非常喜歡的人，但是因為一些你並不完全理解的原因，而無法主動約他。動力取向心理治療會專注於幫助我們意識並處理這些情感衝突，使我們從中脫離出來，可以更好地理解自己，並更自如地回應發生在自己身上的一些事情。

依據臨床經驗，我發現最普遍的衝突之一就是，他們內在的一部分想要和別人更加親近，另一部分卻想要躲得遠遠的。當我們剖析問題的時候，發現有的憂鬱症患者認為主動的互動只會以被拒絕而告終，所以一開始就不去嘗試更安全。不要試圖獲得這種短暫的安全感，如果事情最終不順利，一開始就回避當然可以保護自己免受傷害，但卻是以孤單和被孤立為代價的。更糟的是，你會因此錯失事情可能會進展順利的機會。大部分的時候，憂鬱症患者甚至沒有意識到自己害怕被拒絕，以及是如何進行自我保護的。若能逐漸有意識地去覺察這些恐懼，就能嘗試採用一些不同的方式，更加理性地保護自己，同時也能夠以開放的態度進行合理的冒險。

得了憂鬱症之後，你可能會在潛意識中認為自己就是一個不受歡迎的人，並以此行事。你可能在和某人互動的時候，表現得好像認定對方絕對不會喜歡你，或者你可能會一直賴在床上，因為對所有的事情都充滿著無力感。動力取向心理治療會幫助你更好地意識到這些問題，同時也能在一個支持性的安全環境中小心地質疑它們。動力取向心理治療有非常強大的研究基礎，對於包括憂鬱症在內等諸多疾病和障礙都有良好的療效。

正念療法與其他

以運用正念為基礎的心理療法，近年也愈發受到重視與歡迎。這個方法不一定是一個獨立的治療方式，而更像是一種看待憂鬱症的方式。正念療法深度借鑒了佛教中的一些理念，但並不是一個以宗教或者靈性為焦點的治療方法。相反的，這種方法鼓勵你接納你的憂鬱症，而不是試圖徹底改變它。這聽起來好像有些保守，但是到了某個時刻，你就會明白這種方式可以帶來意義非凡的改善。許多以正念為基礎的憂鬱症治療方法，已有研究證實它們能減輕憂鬱症的症狀，而且能有效地預防復發。

憂鬱症是非常痛苦的，我並不是天真地認為正念療法會讓這樣的痛苦完全消失，而是說正念療法能幫助你更好地意識到和接納現實，也就是接受生活此時此刻的狀態，而並非我們期待中的樣子。

正念覺察

正念意味著關注生活的現狀，不做任何評判。從這個角度來看，生活並不是過去或者未來，而是我們可以參與其中的當下生活狀態。憂鬱症會使你的關注點變窄，使我們只看到生活當中負面的事情，但是正念將會幫助我們保持開放的態度，並且對我們所看到、所經歷的任何事情都保持開放和接納，而且不會給它們貼上非黑即白的標籤。如果我們得了憂鬱症，我們可能會想我是如此糟糕的一個人，怎麼可能會有人想跟我說話呢？若能在產生這個想法的同時保持正念，我們可能會說：「我發現我有一種毫無價值、無可救藥的感覺。」那種感覺依然存在，我們並不是假裝它不存在或者是可以戲劇般地讓它消失；但是我們在自己與那個想法之間創造了一種情感距離，於是它對我們的控制就會弱些。

正念接納

除了對感受進行正念覺察，我們也可以練習按照此時此刻事情所發生的樣子來接納它。當我們無法接受正在發生的現實時，就會感到煎熬。有多少次你對著整個宇宙大喊大叫：「事情不應該是這個樣子的！」我經常會對我的患者說，痛苦是不可避免的，但是煎熬卻並非如此。當我們接納生活本來的樣子時，就不會覺得那麼煎熬了。這樣看待事情的方式是非常有挑戰性的，但是接納並不意味著當不好的事情發生的時候，我們就要去認可或者喜歡它，也不代表無助絕望或者徹底放棄。它僅僅意味著它的本意——接納正在發生的事情。假如你的汽車出了問題，無論是勃然大怒，或者埋怨著事情不應該發生，所有這些行為都於事無補，不能解決任何問題，只會讓自己感到更加絕望。一旦你深吸一口氣、接納現狀，並且說「是的，車胎漏氣了」，或者「引擎指示燈亮了」，接下來你就可以開始採取行動，去尋求幫助或者做一些有助於解決問題的事情。

你不需要假裝開心，你依然可以感到生氣或者失望。正念覺察只是讓你發現那些感受，而不是自動地對它們做出回應。

正念練習

開始使用正念對抗憂鬱症的時候，我通常會鼓勵我的患者全神貫注地感受並體會自己的情緒，無論他們的情緒是什麼。我會建議他們想像自己的意念就像漂浮在溪流上面的葉子或者像輸送帶上的盒子，目標就是去識別或發現所看到的正在發生的事情，而不是直接跳進溪水或者是走上輸送帶。這是完全不同的體驗想法的方式。它會幫助你建立一種情感距離，防止你被那些有害的思考方式套住。比如，認為「好煩啊……我今天沒上班，真是一個懶惰的混蛋，可能會被解雇吧，但這都是我咎由自取」，或是「我發現我並不喜歡自己現在的感受，我發現我總是在批判自己，會因為自己沒有上班而指責自己。我發現現在我開始對未來做出一些假設，相信事情永遠也不會變好了。我看到我正在認定自己是咎由自取、罪有應得的」。第二種思考模式乍看也許奇怪，但要注意，正因為它是中立的，不帶任何批判色彩，所以可以減少憂鬱症造成的負面想法。

心理治療會持續多長時間

心理治療療程時間應該多長，並不存在預測公式，但是大部分人會發現在治療一個月或者更長一點的時間之後，憂鬱症就會有所改善。通常治療需要花上至少三個月才會有效果，某些類型憂鬱症則會需要更長的時間。由於憂鬱症有復發的風險，患者可能會再次得到憂鬱症，所以你應該和治療師討論有關維持治療的事情。換句話說，就是要定期檢查，像是在症狀完全消失後第一年中每月固定回診，這樣有助於降低復發的風險，也可以幫助你徹底鞏固在治療當中獲得的進展。我會在第九章中進一步討論這一點。

藥物治療

除了心理治療以外，藥物治療也是一個治療憂鬱症的普遍方案。但是當你和精神科醫生討論藥物治療時，你可以有什麼樣的期待呢？接下來，讓我們花一些時間來看看你能期待什麼，以及在開始藥物治療前你可能想要弄清楚的一些問題。

我要先指出一項對於抗憂鬱藥物最常見的誤解——即期望小小的一粒藥就能夠使你變開心，這簡直是天方夜譚。藥物絕對無法幫助任何人獲得一個沒有痛苦的生活。這不是奇幻世界，生活中不可能沒有任何痛苦。然而，抗憂鬱藥物確實能讓大腦在化學物質和神經傳導物質之間達到完美的平衡，從而緩解很多憂鬱症的症狀。它們可以幫助你重拾力量，讓睡眠更有規律，恢復食欲，同時也能幫助你克服那種伴隨憂鬱症出現的憂鬱、低落、無能、脆弱等感受。

一旦開始服用抗憂鬱藥物，你應該抱有什麼樣的期待呢？有很多藥物需要持續服用一個月才能完全達到治療效果，所以詢問你的醫生他所推薦的這個藥物通常需要花多長時間才能發揮療效是非常重要的。不幸的是，如果你正在服用的藥物有任何副作用，那麼在出現療效之前，你可能會先經歷這些副作用。我強烈建議你要提前詢問醫生常見的副作用是什麼，以及服用藥物最初的幾天或幾周之內應該如何有效地管理和應對它們。同時，你也應該弄清楚是否有任何一種副作用可能會非常劇烈的或嚴重的？是否會帶來生命危險？如果出現了副作用，你應該怎麼辦？

你必須服藥多長時間呢？就像心理治療一樣，並沒有一個適用於所有情況的標準。但是鑒於第一年復發和再次發作的風險較大，以我的經驗，精神科醫生通常都會建議持續服用抗憂鬱藥物至少一年，時間貌似有點長，但為了安全起見，這樣做是必須的。如果有一個憂鬱症患者康復了以後，在第一年或者之後再次患上了憂鬱症，那麼憂鬱發作的情況可能會更加嚴重，而且也會持續更久。阻止和預防憂鬱症再次發作是非常重要的，而服藥時間拉長一點可以幫助你做到這一點。

有些患者會擔心，一旦服藥就是終生服藥。一般而言，大多數人都不需要擔心這一點。在醫生建議的足夠長的療程之內正常服藥之後，你的精神科醫生就會和你討論停止用藥的最佳方式。這通常會包括提醒你循序漸進地脫離藥物，而不是一下子就停止。現在有很多抗憂鬱藥物都有顯著的療效，但是一旦你突然停止用藥，就會產生一些讓人非常不舒服的副作用。絕對不要自己隨便停止服藥，一定要先和醫生商量一下。

選擇心理治療還是服藥，或兩者並行

無論是藥物治療還是心理治療，基本上都能改善症狀，然而在緩解憂鬱症上，這兩種方式都非常重要。沒有哪種藥物能教授你新的應對技巧以及新的思考方式，在這個方面，心理治療非常有優勢。相反的，相較於談話治療，藥物通常會更快地緩解各種憂鬱症生理上的症狀。

如果想瞭解更多可以用來體驗自己、他人、你的情緒以及生活中的事件的方式，那談話治療對你可能非常有用。在和治療師談話的過程中，你能夠體會到這些體驗哪些對你是有益的，哪些可能是有害的。更好的情況是，治療師會提供一種保密且安全的關係。在這種關係當中，你可以嘗試一些新的、更有效的行為模式。但是如果你難以公開說出自己的情緒和想法，或者難以信任他人，那麼在談話治療過程中，你可能會經歷一段困難時期。

藥物治療和談話治療可以同時進行，完美結合。當你想要管理憂鬱症的生理和認知症狀的時，藥物可以擔當重任，使你更容易通過談話治療做出有益的改變。如果你的醫生建議只採用其中一種方式，那請你大膽地詢問原因，並探討如果同時服藥和談話治療有什麼潛在的好處。

重點摘要

治療憂鬱症的時候，你有很多種選擇，但不外乎服用抗憂鬱藥物或者談話治療。任何一種方法都可以緩解憂鬱症狀，而談話治療還可以幫助你學習到更有效的應對策略。有很多人會兩種方式同時進行，並且發現雙管齊下的治療方案會更有幫助。無論你選擇服藥還是選擇心理治療，或者二者同時，我想強調的是當我們面對憂鬱症的時候，任何一種治療方案都優於不接受任何治療。然而，無論選擇哪種方法，最重要的是，你要隨著時間的推移記錄並且追蹤你的進展狀況。在第四章中，我將會討論一些評估治療效果的好方法。

第四章

監測治療進展

若有些憂鬱症症狀並沒有像你所期待的那樣很快得到緩解和改善的時候，需進一步和醫生或治療師討論是否有共病情況，或目前進行的治療方案可能無效。

在這一章中，我會討論如何在治療過程中每周監測你的進展，我也會告訴你如何運用這些資訊來評估哪些部分是有效的，哪些是無效的。你的醫生或治療師也可能對於如何監測你的進展狀況有一些額外的建議。

監測頻率以及監測方法

在治療憂鬱症患者的時候，我總是不厭其煩地要求他們每周都做一些簡單的量表測試，幫助我掌握什麼樣的症狀正在困擾著他們，以及這些症狀的嚴重程度。通常我會使用量表PHQ-9，這項標準專業的測量工具可以幫助患者和我在治療過程中共同追蹤治療的進展。隨著時間的推移，明顯的改善會給予我們希望，並且也暗示著目前所採用的方案是正確的。當缺乏改善的時候，我們就可以共同討論是什麼導致進展不順利。無論你是用量表還是進度表，抑或只是和醫生或治療師對此有些討論，每周連續有意識地去觀察自己的生活狀況都是非常重要的。

但是，也不要過於密集地去做這種監測，我不建議你在一周當中對自己的症狀做一次以上的評估。有一些憂鬱症測量工具專門用來測量在過去兩周當中你的症狀表現如何，而不適合用於一個更短的時間範疇。這是為了確保那些為數不多的精彩日子或者是特別糟糕的日子不會掩蓋了你長期的整體狀況。這就好比每天都量一下體重，每天當中非常微小的波動都會影響你看到一個更有意義的長遠模式。在一個相對較長的區間裡所獲得的平均值，會提供一個更加可信的整體狀況。如果你正在使用一個進度表或測量工具，抑或是和你的健康顧問討論，通常一周測量一次即可，除非你有自殺的念頭或者是自殘的行為。在這種情況下，你應該坦誠地和治療師討論在哪些情況下你應該及時尋求緊急協助。在第六章中，我將深入討論如何管理自殺想法。

治療多久可以看到變化？

對大部分人來說，通常接受心理治療或者服用藥物一個月後才能看到一些改善。藥物需要經過一段時間才能在你的體內發揮效用，而生活壓力並不會在一夜之間就消失。我會一開始就告訴患者這個事實，所以他們對於治療會有一個理性的期待；否則他們會感到非常困惑或者失望，尤其是在我們見了幾次面，而事情並沒有像他們想像中變得那麼美好時。所以，對你來說，向你的醫生真誠地敞開心扉，或者問他們什麼時候才能看到效果是非常重要的。

如果沒有進展該怎麼辦？

就像我在第一章中提到的，研究清楚地表明，大部分尋求治療的憂鬱症患者的病情都會有所改善。相比那些不接受治療的人，他們會更快地獲得進展。但是如果你已經在接受治療，而事情並沒有好轉，你該怎麼辦呢？遺憾的是，憂鬱症的最常見療法對於一些人來說，根本沒有任何效果。在那些已經服藥卻沒有接受心理治療的憂鬱症患者當中，大概會有三〇%～五〇%的人的藥物治療並沒有達到完全的療效。有很多臨床學家會使用「難治型憂鬱症」（Treatment-resistant Depression）這個詞語來描述那些對於多種治療方案都沒有任何反應的憂鬱症。然而，在你認為你就是屬於難治型憂鬱症前，請先考慮一下其他的可能性。

遵循醫囑服用藥物

大概有一半服用抗憂鬱藥物的人在持續兩個月之後通常就不再按醫囑服用藥物了。這種現象產生的原因有很多種，有一些人對於服藥抱有複雜的情感，因為他們會覺得依賴藥物代表自己非常懦弱或無法自食其力，進而不願持續服藥，甚至直接就停藥了。憂鬱症患者對於接受治療懷有複雜的感受是完全可以理解的，但坦誠地和醫生分享並討論是什麼阻止你繼續服用藥物非常重要。

我有時候會將服用抗憂鬱藥物比作糖尿病患者使用胰島素，你需要在一個漫長的療程中持續不斷地服藥。沒有任何一種疾病需要感到羞恥，你會對一個使用胰島素的人心生厭惡而看不起他嗎？當然不會，因為所有人都知道胰島素是一種被廣泛採用且有效的治療糖尿病的方式。沒有人喜歡長期服用某種藥物，但也不要因為照顧自己而感到羞愧，這不代表你是脆弱的。相反的，遵照醫囑持續服用藥物這個行為展現出的是你足夠關心自己，才會認真做那些對治療疾病非常有益的事情。

有些人會說，他們不喜歡藥物引發的一些副作用，或者吃藥使得他們感覺自己不再像是自己了。我強烈建議你在醫生開藥後就問清楚該藥物常見的不良反應，以及這些反應可能會持續多長時間。同時，也要弄清楚這些副作用超過多長時間後，你需要聯繫醫生。要記住的是，在一些罕見的案例當中，有一些藥物會導致服藥者愈發想要自殺，特別是對那些年齡未滿二十一歲的年輕人來說。儘早和醫生討論這些問題，預先制訂一些計畫，一旦產生自殺念頭，請立即遵循這些計畫。

積極主動參與治療

有些人對於定期赴診治療也有著複雜的感受。無論你是為了想讓自己看起來更獨立，或者覺得治療沒有用而不願參與治療，有這樣的感受是正常的，重點在於你如何應對或處理這些感受。這聽起來可能有點搞笑，但如果你不想接受治療，你最好還是去，並且和醫生討論一下為什麼你不想去那裡。有的時候，你不想去接受治療的原因正好反映出了那些使你憂鬱不堪的問題。比如說，也許你會覺得那些你要說的事情對治療是沒有意義的，但是如果你去了，你就會發現就是這樣的想法導致你的憂鬱症不斷加重。若想和治療師建立互信互賴的關係，將這些問題一點一滴地解決是非常重要的。

當你覺得和治療師之間缺乏良好的聯結，該怎麼辦？通常我會建議患者繼續接受治療，並且坦誠地和治療師分享並且識別出這種感受。這樣做並不是在冒犯你的治療師，相反的，在治療中積極、主動、密切地檢視這些感受，反而有助於治療。想一想是什麼使得你與治療師之間的聯結感不那麼令人舒服？比如說，你是否發現自己想要獲得更多的指導？一開始就想清楚你想要什麼，你的期待是什麼，並且和治療師談論這些是沒有問題的。治療師並不是超人，也需要知道你想要什麼，需要什麼，期待什麼。大膽地告訴你的治療師吧！

如果你已經做了以上我提到的這些事情，已經很真誠地、也很努力地嘗試去解決這個問題，仍無法和治療師建立良好聯結，那麼我會建議你換一個治療師吧。一段良好的治療關係是成功治療的最佳要素之一，不好的關係會妨礙事情往好的方向發展。但在此之前，要確定你已經努力嘗試解決問題了，因為學會和治療師建立良好的關係，也是你學習良好健康的人際關係技巧的一個重要的途徑。

共病診斷

有時候治療沒有顯著進展，有可能是因為憂鬱症不是唯一的問題，憂鬱症很少單獨存在。在很多案例中，憂鬱症患者同時也在和另外一種身體或者是精神疾病對抗。當有兩種或者更多的疾病同時發生時，就被稱為「共病情況」。在第八章，我會詳細討論最常見的共病特徵，比如說焦慮症、物質濫用或者人格障礙。

無效的藥物治療

如果你正在服用藥物，一個月之後依然沒什麼效果，那就要和你的醫生討論了。不要絕望，還有很多種藥物可使用。醫生可能會建議再觀察藥物作用一段時間，改變劑量，增加另外一種藥物來輔助，或者直接更換藥物。最重要的是，在沒有和醫生討論之前，千萬不要自行做出任何改變，突然停止用藥或者自行更換藥物可能會觸發一些不必要的後果，我絕對不建議這樣做。

無效的心理治療

你已經投入治療了一個月的時間，但對於進展狀況並不滿意，這時候該怎麼辦呢？直接了當與醫生討論是非常關鍵的。治療會遇到阻抗，通常是因為沒有建立一個明確的目標。如果你已經按照我的建議持續監測自己的症狀，把你的進度表或者量表結果帶過來，和治療師誠實地討論有哪些東西依然在困擾著你。若對治療的方向不清楚，必須及時讓治療師知道，雙方都清楚戰略，才能確實站在同一戰線。

假如你已經和治療師討論過這些，但對於治療進展仍不滿意，那該怎麼辦呢？你可以問自己以下這幾個問題：

- 我對治療的目標和期待是什麼？每次見面談話是否都有專注於這些目標？
- 我的治療師是否理解我，同時也理解我的治療目標呢？
- 我是否明白治療的方向？還是說目前我們都只是在東拉西扯呢？
- 我是否明白目前所使用的治療策略？

對於最後一個問題，你可以回顧第三章的內容，有很多種不同的治療方法對憂鬱症都有顯著的效果，比如認知療法、人際心理治療、動力取向心理治療。如果你的治療師建議或者使用上述沒提到的治療方法，這並不代表他的治療方法就是無效的；重要的是，你要問一下為什麼他相信他的治療策略對於治療憂鬱症是有幫助的。專業的治療師不會因為你提出這個問題而感到生氣。他們的確應該解釋他們推薦的東西，而不應有任何抱怨，或者以心理學術語故弄玄虛。如果你並不清楚你的治療師的來歷，那麼要儘快瞭解一下。

治療依舊沒有進展，該怎麼辦？

如果在相當長的一段時間內，憂鬱症發作特別嚴重，或者自殺念頭十分強烈，就有必要入院治療了。除了以上羅列出來的一些憂鬱症的治療方法，入院治療通常並不會提供其他的特殊護理，但會提供一個更為安全、簡單的環境，這將有助於憂鬱症患者更好地恢復。也有一些醫院會為憂鬱症患者或者其他情緒障礙患者提供一些專門的治療方案，比如說，團體治療、密集的心理治療等等。如果你想嘗試這類專門服務，可以先諮詢一下你的治療師或者精神科醫生，以了解入院治療是否對你有幫助。

極少數對於常規憂鬱症治療方案沒有任何反應的患者，可能會進一步採取電痙攣治療（Electro-Convulsive Therapy, ECT）。談到電療，你的腦海中可能馬上浮現電影中的恐怖畫面，像是無助的病人被五花大綁，被殘暴的醫生用電擊折磨得死去活來。請務必記住，實際的情況是：只有極少數憂鬱症患者不得不接受電療。但是對於那些接受電療的人來說，通常這種療法會讓他們的長期重度憂鬱症得到緩解。現代電療的方式，是在病人睡著的時候給予小負荷的電流，等同於讓一個燈泡發亮的電流會通過他們的體內，然後通過那些安置在他們頭部周圍的電極一端或者兩端同時進入他們的大腦。這可能會誘發癲癇發作，但是鎮靜劑會阻止患者發生強烈的抽搐。在痙攣或者抽搐時，病人的大腦會釋放出一些化學物質，有助於緩解嚴重憂鬱症患者的症狀。

如果治療無效，該如何與醫生討論

我會不厭其煩地強調，當你的症狀沒有任何改善，或者你對於治療的過程不滿意的時候，要及時和治療師討論這個問題。但有的人對於維護自己的立場和利益總是感到不自在，更別提向一個處於權威地位的人來坦白這些了。在很多文化中，醫生特別受人尊重，所以和你的醫生或者治療師直接討論他們所提供的治療方案的一些問題，的確會令人有些恐慌。但是鑒於良好的溝通是非常有必要的，所以接下來要討論的重點是——你應該如何把自己的擔憂說出來。

在和醫生討論這個問題之前，你自己要先清楚你想讓醫生知道什麼，以及如何明確表達。我建議你可以先花一些時間把擔憂寫下來，藉此組織自己的思路和想法。比如說，你可能會覺得你正在服用的藥物沒有效果或者有一些意料之外的副作用，或者你可能會覺得你們見面的次數太少，不足以讓你有充分的時間來識別出那些導致你憂鬱情緒的擔憂。無論你的擔憂是什麼，把它們寫下來都是一個不錯的主意。下次去見醫生或者治療師的時候，就把這份筆記帶過去。

接下來，你也要清晰地認識到你想要的任何改變，這一點也很重要。例如，你正在服用的藥物讓你變得容易疲憊，你想要終止這種狀況；或者你可能覺得醫生並不完全理解你的無助感或者憂鬱情緒，你希望他對這些有更多的覺察和領悟。清楚地認識你所期待的改變，對你的康復大有益處。記住，你正在為自己的權益發聲，而不僅僅是在抱怨。

如何把你的擔憂明確地表達出來呢？我建議你在下一次談話的一開始就提出來。大部分談話都是以醫生或諮商師詢問「上一次會面之後，你的生活進展得如何」來開始的，這是一個理想的時間點，一直想著「等會兒再說好了」只會讓你愈來愈不敢說出口。所以，請大膽地把你的擔憂都提出來吧，越早越好，即使一開始你可能感到有一點奇怪或者尷尬，但是說出來後你會感到非常舒服，因為這表示你非常重視自己的問題與治療。別忘了，醫生並不會通靈，你不說，他們是不會知道你到底在擔心什麼。

重點摘要

絕大部分尋求治療的憂鬱症患者通常都在開始治療之後的一個月才會出現一些改善。我會建議你隨著時間的推移採用一個結構化的方式來記錄你的治療過程，以便你和你的健康顧問能夠評估有哪些症狀正在改善，有哪些還沒有改善。當你發現有些憂鬱症狀並沒有像你期待的那樣很快得到緩解和改善，可能有很多的原因，比如共病情況和無效的治療方案。如果一些治療方案看起來並沒有效果，你應該和你的醫生或者治療師討論一下改進計畫。

誠實公開的討論和溝通是非常重要的，它可以幫助你對改善和進展保持理性的期待。當你習慣了對你的治療過程進行監測，你還能做什麼來照顧好自己？在第五章中，我將會重點介紹如何處理你的憂鬱症狀。

第五章

處理憂鬱症狀

儘管憂鬱症的症狀不會在一夜之間消失，但是你可以使用一些策略來應對這些症狀，以便你可以在恢復期處理好它們。非常重要的是，即便再怎麼意興闌珊，在自我照顧這方面，仍要盡力保持積極主動。

在這一章中，我們將會關注憂鬱症最普遍的症狀，以及在接受治療的過程當中，你應該如何處理這些症狀。記住，這裡提到的方法是用於處理症狀，並不是讓症狀消退的辦法。當你感到對人冷漠或者疏離的時候，沒有什麼辦法能夠讓你突然消除悲傷情緒，或者神奇地重拾對人際關係和活動的興趣。但請記住，儘管憂鬱症狀並不會在一夜之間消失，但在合適的治療幫助之下，它們應該會隨著時間的推移而減弱。

症狀處理的目標

也許你會有相當長一段時間在「做表面功夫或走過場」，也就是日常工作或者生活依舊按部就班地正常進行，但你卻不再有以往的那種熱情。放任你的情緒，期待它們會自然好轉是不可能的。事實上，放棄日常活動，與朋友、家人隔離開來，反而會使你的憂鬱症更加嚴重。你將會發現，積極性以及心境轉變通常都來自於採取一些對你有益的行動。因此，我想要專注討論那些你可以採取的健康行動，從而避免陷入困境。

失去活力，無精打采

處理這項症狀通常是極具挑戰性的，因為並沒有什麼靈丹妙藥能夠快速地克服它們。它們像瘟疫一樣影響著你生活的很多方面。這些問題到底以哪種方式來影響你的生活呢？你是否對於按時起床去上學或者上班，感到特別疲憊不堪呢？你是否非常厭倦出去和朋友見面，或者你覺得你甚至無法承擔社會責任？這種情況是非常普遍的，也是令人沮喪的。憂鬱症的一個生理症狀就是你的活力較之前變弱，這跟你對自己的負面認知結合在一起會形成一個惡性循環。當你感覺自己的日常生活、工作進度有所延滯的時候，你很容易會感到很糟糕、很內疚，甚至覺得自己無法彌補或者趕上進度，而更加不想去嘗試了。如果你已經有這項症狀，一定要想辦法盡快打破這個惡性迴圈，這點非常重要。但是，你的目標並不是假裝自己一點也不疲憊，或者強迫自己用超人般的意志去衝破倦怠，而是讓自己在力所能及之處盡力而為，並對自己正在做的一切感到滿意。我將在本章稍後討論如何在力所能及的事情與短期之內降低你對自己的期待之間達成平衡。

當你感到無精打采或者精力不足的時候，不要試圖做所有你以前能夠做的事情。有一點很重要，將精力花在那些對你來說最重要的事情上，同時也要接受一個客觀的現實，考量到你目前的狀況，那些優先次序較低的事情就是必須延後做。盡可能順應你的症狀來安排一天的生活。例如，若無法保持清醒，那就睡一會兒吧；或者在一天當中精力最充沛的時段，做更多有挑戰性的工作。

為各種症狀評分

做一個簡單的表格（參照表5-1）來記錄你早上、下午、晚上的精力狀況，這樣做是很有幫助的。這樣就可以觀察自己是否在某個特定的時段會覺得特別疲憊，然後依此制訂計畫。我建議使用這個圖表來記錄你的精力、睡眠以及情緒狀況，從而瞭解更多相關的症狀模式，以及各種不同的活動對你的影響。在【精力】與【情緒狀態】，你可從1到10進行評分，1代表你的精力或者情緒狀態特別差，10則代表精力充沛或者情緒亢奮。在【睡眠時數】那一欄，請記錄前一天晚上睡眠小時數。在【活動】那一欄中，記錄一下那天你所做的任何特別的活動。持續記錄一段時間之後，你將能瞭解哪些活動對你的情緒和精力有益，而哪些活動沒有任何

表5-1　精力、睡眠、情緒和活動記錄表

		精力程度 （1~10）	睡眠 時數	情緒狀態 （1~10）	活動
週一	上午				
	下午				
	晚上				
週二	上午				
	下午				
	晚上				
週三	上午				
	下午				
	晚上				
週四	上午				
	下午				
	晚上				
週五	上午				
	下午				
	晚上				
週六	上午				
	下午				
	晚上				
週日	上午				
	下午				
	晚上				

益處。這個圖表非常實用方便，可以幫助你看出你的一些行為模式。如果空了一天也沒關係，及時補上就可以了。你也可以把這個圖表提供給你的治療師參考，讓治療師理解是什麼讓你感覺好一點，又是什麼讓你感覺更糟糕了。

興趣喪失和社交孤立

如果你對從前特別感興趣的一些活動失去了興趣，會怎麼樣呢？就像悲傷情緒一樣，當你對從前你很享受的活動失去激情的時候，沒有什麼辦法能夠讓你馬上振作起來。當你憂鬱的時候，很容易就會感到煩躁不安，覺得參加那些活動是沒有意義的。更糟的情況是，長期待在家裡或者關在房間裡，會加深對生活的無助感，使你更想與外界隔離開來。試著找出一些能讓你保持積極狀態的生活方式，從而讓自己不會覺得特別孤單。

保持積極主動

好消息是，一旦你開始努力參與外界的一些活動，它可以提高你的積極性或者興趣，並使你繼續堅持下去。心理學家有時候會用「行為活化」（Behavioral Activation）這個術語，指的是採取有效行為並保持下去的一些方法。為了充分利用這些原則，請列出一份清單，寫上你想要努力參加的一些日常活動，或者你曾經喜歡做的一些事情，並且觀察一下現在做這些事情對你的情緒會有什麼影響。如果發現某些活動對你的情緒有正面的影響，那就在日常生活中盡可能安排這些活動並保持下去！以下是一些建議：

- 出去散散步
- 為自己做一頓飯
- 待在室外，而不是待在家裡
- 打電話給一個朋友
- 去一趟商店或超市
- 去健身房或者參加健身班
- 約一個朋友喝咖啡
- 做做瑜伽或冥想，也可以游泳或者參加其他健康的活動。

如果你發現自己無法實現這些目標，那就把這些目標細化為一些更小的步驟，以便更容易完成。比如說，如果你覺得去健身房壓力很大，那就鼓勵自己一次前進一小步：走到車旁邊，開車去健身房，換衣服，做一些運動，沖澡，換衣服，開車回家。化整為零的好處是，那些細小的步驟會讓你覺得完成大的任務的可行性提高，且較不會造成龐大的壓力。

保持社交關係

社交孤立這項症狀比較棘手。當你感覺憂鬱的時候，某些情況下你最不想做的事情就是和人待在一起。社交聯繫在你眼中看來毫無意義、令人沮喪，甚至會讓你感到焦慮煩躁。然而如同應對失去興趣一樣，你也可以制訂一些合理的社交目標，然後堅持下去。也許你並不想要人陪伴，也不想參加聚會，但是你可以設定一些更小的目標，比如一周至少和一個朋友進行一次短暫的約會，喝喝咖啡，聊聊天，這樣可以幫助你和周圍其他人建立聯結，避免感到孤獨。不需要強迫自己對參與這種社交活動感到十分滿意或狂熱，只需要盡可能讓自己與其他人待在一起，這是一個非常重要的起點。上面提到的一些記錄策略在建立社交關係中也是可行的。比如說，將你生命當中的那些重要人物列一份清單，然後記錄下和他們在一起或者和他們聊天對你的情緒的影響，看看你和某個人待在一起的時間是需要更多還是更少？對你自己來說，掌握你的社交關係是如何影響你的情緒是非常重要的，並以此來改善那些無效的社交關係，同時使那些有效的社交關係最大化發揮功效。

保持規律的作息時間

當你對日常作息失去興趣的時候，可以做一份規律的作息時間表。保持每天活動的一致性對憂鬱症的康復是非常重要的。這並不表示你的生活將變得無聊或者是單調乏味，而是讓你擁有一個能夠依賴的作息表。當你憂鬱的時候，是不適合讓生活中充滿臨時決定，或者每一天過得雜亂無章，如此一來可能會導致你渾渾噩噩、毫無目的的生活著。當然，說比做要容易得多。當你憂鬱的時候，你也許並不想保持積極性或者是去計畫任何事情。但是，藉由保持一個規律的作息表，比如說一致的吃飯時間、一致的睡眠時間，或者其他一些例行活動，能讓你相信你正在做一些重要且對自己有益處的事情，避免游移不定或者過得漫無目的。

悲傷的情緒

悲傷或者情緒低落是最難應對的憂鬱症狀之一，也同樣沒有任何方法能讓你迅速恢復。我會建議三種應對悲傷情緒的策略，你可以試試哪種策略對你最有效。

分散注意力

首先，我需要說明的是，在短期之內分散注意力是沒有任何問題的。和一個朋友聊聊天，看一場電影甚至是開車兜一圈，是一些可以使你短時間脫離悲傷的簡單方法。我並不建議將這個方法作為最主要的應對策略，因為過於長時間分散注意力，可能就會對專注於治療目標失去積極性。然而在短期之內，分散注意力是一個非常有效的策略。

接納你的悲傷

其次，你要試著接納自己的悲傷，它就是你當下感受到的真實感覺。回顧我在第三章談到的內容，這並不代表屈服或放棄，而是誠實地面對你此刻的情緒狀態。

接受自己當下的情緒，才能真正做一些事情來處理這些情緒，而不是陷入「憑什麼我得面對這個問題，真是不公平」這樣無謂的想法之中。

挑戰消極的想法

最後，借鑒認知治療的一些原則。有時候識別出那些你具有的並且導致你感覺悲傷的特殊想法是非常有意義的，比如說，你可能發現你自己在想「我真是太懶惰了，我已經三天沒上班了」，或是「為什麼要打電話打擾別人？反正沒有人想要跟我說話」。憂鬱症會使你傾向於以這種極端的方式去思考問題。當這些想法出現時，重要的是要敢於去挑戰它們。

當你發現自己受這些極端的負面思維控制時，要特別注意，並找到證據來證明這些想法是負面的。不妨試著問一下自己：那個極端的負面想法是正確，還是是憂鬱症讓你的思維更加極端或者負面呢？雖然這樣做並不會使負面想法完全消失，但卻可以讓你和這些想法保持一定的情感上的距離。

睡眠障礙

憂鬱症患者普遍會有睡眠問題。大部分憂鬱症患者都會比往常睡得更少，但也有少部分人會變得嗜睡，而且完全不想起床。我會分別詳細討論如何處理這些問題。

處理失眠的一些策略

憂鬱症患者普遍有失眠的問題，這意味著他們入睡是非常困難的。在想休息的時候卻頭腦清醒，或者會比預期的時間更早醒來。如果你有入睡困難或者醒來之後在十五～二十分鐘之內不能再次入睡，那麼就起床，做一些低耗能的事情，例如閱讀一本書或者沖個熱水澡，過一會兒再回到床上等待再次入睡。記住，不要強迫自己入睡。若你比原定計畫要早一個小時醒來或者更短的時間，那就直接起床吧。躺在床上期待著再次睡著通常是在浪費時間，甚至可能會使你感到沮喪。

前面我曾說過要保持一個規律穩定的作息時間表，這一點是非常重要的，因為憂鬱症會極大地改變你的睡眠模式。保持一個規律的睡眠時間表是非常困難的，你可能無法控制什麼時候睡著，但是可以在什麼時候起床多控制一點。因此我建議你設鬧鐘，然後每天盡可能在相同的時間點起來。即使你依然感覺非常疲憊，直接起床還是非常值得的，那樣你更有可能在一天結束的時候感到疲憊，更可能有一個更好、更優質的睡眠。此時起床，你也會避開再次入睡的困境，免得錯過了一天當中的大部分時間。躺在床上的時間越長，你的睡眠就越容易失去規律，你更可能會在白天睡覺，晚上卻保持清醒。保持一個規律的作息時間，這會幫助你的身體知道什麼時候該有什麼樣的狀態，也能讓你感受到一致性和穩定性。

小睡一會如何呢？約半個小時的小睡有時候是非常有益的。但是當你在憂鬱症恢復期的時候，我通常不建議這樣做，因為它可能會導致你嗜睡。如果非得睡一會不可，那就定個半小時的鬧鐘，而且一天當中小睡一次就可以了。

我通常會建議我的憂鬱症患者嘗試在傍晚做少量的運動。運動不僅健康，而且會使你晚上的睡眠品質更好。即使僅僅稍微散步一下也有效果。

要確保自己遠離酒精、咖啡因，或者是在睡覺之前吃大餐。留意飲酒量是一個非常好的習慣，尤其是當你處於憂鬱症恢復期的時候。當然，如果你真的想喝酒，那請不要在睡前的幾個小時喝。身體對待酒精就像對待其他任何食物一樣，消化大量的食物會影響你入睡的過程。咖啡因是一個刺激因數，若在睡前喝咖啡，將使你入睡更加困難，建議在睡前四小時之內不要飲用任何含咖啡因的飲品。

我通常會提醒有失眠問題的患者，除了睡覺和做愛以外，不要在床上做其他的事情。換句話說，不要在床上閱讀或者看電視，那會導致你的身體在床上的時候會習慣性地激起注意力而不是睡意。若想要看書或者看電視，請遠離床鋪。

應對嗜睡的一些策略

絕大部分憂鬱症患者都會遇到失眠問題，但有些人完全相反，他們是嗜睡。嗜睡是一件非常令人沮喪的事情，你總是覺得睡不夠，所以就會花更多時間睡覺，但狀況還是一點兒也沒有改善。對抗嗜睡，說起來容易做起來難，但也是有方法可以處理的。即使非常困難，我還是建議如果你睡了八個小時以後醒了，那就爬起來。

你可能會在那一刻感到特別疲憊，但是繼續待在床上通常無濟於事，反而更顯示出你只是想逃避現實，而不是真的需要睡眠。賴在床上不起來會使你無意間錯過一些重新建立規律的日常作息的機會。一旦待在床上的時間過長，你反而可能會「強化」自己內疚的感覺。更糟糕的是，過多的睡眠並不會讓你感到更舒適和放鬆。所以，設鬧鐘或者請朋友叫醒你，確保你在一定的時間以後能夠離開床鋪，這是非常有意義的。

如果睡眠問題一直持續

最後，如果睡眠問題持續不斷地困擾著你，那一定要和醫生討論一下這個問題。有時候可能是其他問題導致你睡眠障礙，而不僅僅是憂鬱的症狀，因此可能需要額外的治療。比如，睡眠呼吸中止症就會導致睡眠障礙。患有睡眠呼吸中止症的人在睡眠過程中會短暫停止呼吸，這會使他在接下來一整天因處於缺氧狀態而感到筋疲力盡。還有一些抗憂鬱的藥物會不經意地干擾你的睡眠。所以，一旦有任何睡眠問題，務必讓你的醫生知道。

食欲改變

許多憂鬱症患者會喪失食欲，吃得比往常少，導致體重下降。食物可能對他們不再那麼有吸引力了。他們也沒有動力自己做飯，覺得做飯太浪費時間。糟糕的是，較差的食欲會直接導致憂鬱發作的情況更加嚴重，因為它剝奪了身體保持健康所必需的營養。錯過一頓又一頓的飯打亂你日常生活的規律，也會使你錯失一些社交機會。

健康規律的飲食

為了避免加重憂鬱症，你一定得吃飯，所以這裡將討論一下如何吃飯才能更好地滿足你身體的需要。當你坐下吃飯的時候，應該吃些什麼呢？憂鬱的時候，進食更可能是為了功能的需要而非美食的享受和樂趣，所以在恢復期請確保提供你的身體一切必需的營養。二〇〇九年，桑切斯・維勒加斯（Sánchez Villegas）和他的同事發現，多吃豆製品、蔬菜、水果，少吃肉類和乳製品，非常有益於對抗憂鬱症。這樣的健康飲食不僅滿足了身體的營養需要，而且也提供你一個理由去商店購物，或者為自己做飯，藉此增加日常活動。盡可能保持固定的飲食時間，固定的用餐時間可以幫助你一天過得更有規律。如果可以的話，試著和其他人一起用餐，這樣就可以有更多的機會進行社交。如果感到精力不足，那就更要注意早餐的品質與分量。

暴飲暴食應對之策

有一些憂鬱症患者會過度飲食。情緒低落的時候，我們會透過食物獲得慰藉，憂鬱的時候，自然會需要更多的安慰，所以就會開始大量食用碳水化合物，尤其是糖。這種情況是很常見的。速食的便利性也容易導致飲食過量，但即便大量食用碳水化合物能在短時間內給你帶來一種非常愉悅的感覺，但在能量耗盡以後，反而會加重憂鬱感和失落感，然後吃得更多，形成惡性循環。

若你有過度飲食的問題，可以寫下你被誘惑著想要吃東西時的感受。許多人因此發現他們吃東西並不是因為饑餓，而是因為覺得非常無聊或者是正在和另一種不舒服的情緒對抗。瞭解是什麼促使你想吃東西並不會降低對食物的渴望，但是卻讓你有機會思考應對這些情緒的措施，而不僅僅是依賴食物來解決問題。

吃東西的時候可以使用我前面所提到的正念技巧，不要囫圇吞棗，而是放慢節奏，專注於進食的過程。你嘴裡面的食物口感如何？品嘗起來是什麼味道呢？你能否全神貫注地投入吃東西這個行為之中，而不去思考其他事情呢？運用這種方法，將能從飲食中獲得更多的滿足感，也會對自己正在食用的東西有更多的覺察。

內疚

你可能已經聽說過，憂鬱症被描述成了一種「內化了的憤怒」。雖然這是一個過於簡化的描述，但是有很多憂鬱症患者的確發現他們更傾向於因生活中的一些問題而責怪自己，而不是更憐憫自己。

自我憐憫

憂鬱的時候，憐憫自己是非常重要的。如果你得了憂鬱症，那就是生病了，而對一個生病的人發牢騷是無濟於事的。當我們得了流感或者腎臟發炎時，我們並不會生自己的氣，因為我們知道問題不在於自己，現在最重要的就是努力讓病情好轉，而不會覺得自己糟糕透頂。憂鬱症也是如此，有一些憂鬱症患者會擔心如果他們對自己太溫和，可能會因此變得更加懶惰，或者是失去尋求好轉的動力。事實上，這樣的想法會讓他們的自我感覺更糟糕。軍事化的操練並不能培養出高超的治療師。

接受支持

憂鬱症患者通常會擔心自己成為朋友或者家人的負擔，覺得尋求別人幫助會造成麻煩。但是請你改用以下的方式來思考：你正在做自己力所能及的事情，如果你生病了，就有責任進行治療，而且努力使情況好轉。尋求更多的支持和幫助通常是可以被接受的。當你得了流感，你會請假待在家裡，休息並照顧自己；你大概不會因為請別人幫你帶盒面紙而感到內疚吧，那麼憂鬱症其實也是一樣的。

無法專注與做決定

鑰匙放錯位置，或是到商店後忘記要買什麼，這些事讓人感到沮喪。我們都會有記性不好或者注意力缺失的時候，憂鬱的時候，這種情況會更頻繁。我有一些患者甚至稱這樣的現象為「腦霧現象」（brain fog），因為大腦變得混沌不清了。即使是你認為自己不需要，但仍可以列份清單，或是運用電腦與手機的提醒功能來提醒自己要做哪些事情，在狀況好轉之前，在你能夠集中注意力且專注於所做的事情之前，這是一個暫時的辦法，也有助於提升你的生活品質。此外，遵循處理睡眠問題的建議，能幫助你的思緒處於最好的狀態。

當你猶豫不決，對於接下來要做什麼感到無所適從時，該怎麼辦呢？優柔寡斷的狀況很難改變，但你可以提醒自己，你的目標並不是做出一個完美的決定。相反地，你只需要試著去做一個足夠好的決定，能讓你保持積極主動，能夠參與社交活動。當你憂鬱症發作時，並不適合做一些生命當中的重大決定，如果非做重要決定不可，那可以考慮尋求那些你信任的人的幫助，聽一聽他的觀點與意見。最後，如果你對某個決定感到不知所措，那就問問自己，是在這個問題上花更多的時間重要，還是為了擺脫困境而立即做一個選擇重要。

暫時調整你的期待

有許多憂鬱症的症狀可能會使你工作、學習、閱讀或參與任何種類的活動都變得無比艱難。想要有效處理你的症狀，你可以暫時調整對自我的期待。但是當憂鬱症如山一般壓得你喘不過氣來的時候，就不要再期望自己能夠百分之百地保持精力充沛了，並且不要害怕尋求幫助。如果你腿打了石膏，拄著拐杖走路，人們自然就會知道你需要幫助，會幫你開門；但人們並無法從外表辨識出你正因憂鬱症所苦，或是不知道該如何幫助你，因此當你處於恢復期的時候，要主動告知他人你的需求。在第七章中，我會更詳細介紹如何向他人尋求支持與幫助。

重點摘要

儘管憂鬱症的症狀不會在一夜之間消失，但是你可以運用一些策略來應對這些症狀，以便在恢復期控制好它們。最重要的是，在照顧好自己這個方面，你要保持積極主動，即使你並不想要這樣做。積極照顧自己，保持參與，可以幫助你抵抗放棄和低落情緒。試著實踐以上這些建議，你會發現哪些對你是有用的。與醫生討論你遇到的症狀與問題，看看你所做的這些是否和你的治療計畫相匹配。更重要的是，要堅持下去——改變不會在一夜之間就發生。所以，持續不斷地使用那些對你有用的策略是非常重要的。下一章我將重點討論一種特殊的症狀處理——如何應對自殺想法。

第六章

處理自殺想法

自殺想法是憂鬱症症狀裡面最嚴重的症狀。世界在憂鬱症患者眼中看來是如此絕望和令人悲傷，以至於死亡可能被他們看作唯一脫離苦海的方式。但是，重點是絕大部分自殺的人實際上並不想死，他們其實只是想脫離痛苦。

當我們討論憂鬱症的症狀處理時，有一個症狀是尤其要關注的，那就是自殺想法。探討自殺的風險可能會讓人覺得驚恐不安，但卻是非常必要的。憂鬱症本來就需要付出極大的代價，而自殺想法則使它變得更為致命。這一章包含兩個部分：第一部分針對憂鬱症患者，第二部分是提供給患者與其身邊的親友一起閱讀，幫助患者應對自殺想法。

自殺是憂鬱症群體當中一個非常危險的因素。許多自殺者通常都深受憂鬱症所苦。為什麼憂鬱症和自殺之間有這種聯繫呢？這個疾病到底是怎麼讓人們如此絕望，以至於放棄最基本的生存本能？主要是因為憂鬱症會導致人產生一種強烈的無望感，或者讓人相信事情永遠不會好轉了。與這樣的信念相生相伴的是內疚感以及自我批判，缺乏社交支持、興趣和愉悅感以及其他活下去的理由，最後得出一個結論——沒有繼續生活下去的意義了。並不是他們想死，而是他們覺得生活失去希望，也看不到其他能夠阻止自己傷害自己的生活方式。好消息是，當憂鬱症消退時，這樣的想法和感覺就會得到改善。為了降低自殺的風險，積極治療憂鬱症是至關重要的。

如何應對自殺想法

「感覺想要自殺」其實涉及各種各樣的想法、情緒和行動。按照輕重程度，從不嚴重到非常嚴重畫一個頻譜。在頻譜最輕的一端，你可能會產生一些模糊不清的、希望痛苦迅速消失之類的想法。一旦這些想法紮了根，隨著時間的推移，它們就會變得更加黑暗。你可能會好奇如果你死了，是否有人會想你；或者是如果沒有你的話，這個世界是否會變得更好一點？經過一段時間累積後，這種想法可能會促使你做出一些實際的行動，比方說探索自殺的方式，儲存一些藥物或者是準備一把刀。在最危險的頻譜那一端，就是主動結束自己的生命。主動尋死可能是有計劃的，也有可能是在藥物或者酒精的影響下的衝動行為。所以當我們討論自殺想法或者行動的時候，需要先確認一下你在這個頻譜的什麼位置，並瞭解在不同階段，你能夠使用哪些干預措施。

如果你開始有自殺想法，即便還沒有任何計畫，也沒有真的行動，就已經需要想辦法降低自殺風險，增加保護性因素了。在開始制訂計畫、應對自殺想法之餘，最重要的焦點仍是治療憂鬱症。憂鬱發作可能是自殺想法背後的主導因素，所以你的關注點要放在積極尋求憂鬱症的治療上。向治療師或精神科醫生坦承你有想死的念頭是非常重要的，無論這些想法是多麼模糊或者抽象，這樣他就可以幫助你在風險係數較低的情況下立即制訂一個安全計畫。和一些你信任的人討論你的自殺想法，並不會使你的想法變得更加糟糕，反而會幫助你應對這些想法。

也許你會覺得讓別人知道你有自殺想法是不安全的。的確，當你想向一些容易反應過度、不夠尊重你的隱私、或者你並不十分熟悉的人坦白的時候，請三思而行，因為儘管他們不是故意的，但是其魯莽行為也許會讓事情變得更糟糕。試著找一些你相信他們不會過度反應、依然會對你充滿關切的人。如果你實在找不到任何人可以訴說，那就考慮一下全年無休的自殺防治熱線吧！

如果你開始思考以什麼樣的方式自殺，或者是已經制訂了一些自殺計畫，代表情況非常嚴重。這時候再花時間去閱讀一些拯救你生命的策略似乎沒有太大的意義，因為也許你已經決定要自殺了，但是你依然有希望。針對那些沒有成功實施自殺的人們所做的訪談與研究表明，他們通常並不想死。事實上，一旦他們付諸行動，比如已經服用藥物或者是已經跳下了橋，他們通常會立即後悔。也就是說，在這個時候，你依然能做一些事情來拯救自己，那就是敞開心扉，接受幫助。非常重要的一點就是，你要讓一些人知道此時此刻你覺得不安全，你必須讓你的朋友、家人或者治療師知道你已經到了制訂自殺計畫的危險階段。如果擔心無法控制自己的行為，你可以報警或者立即住院。

如果你已經決定要死了，但是還有一小部分的你並不十分確定，或者對生活仍有一點點留戀，立刻打電話報警或者立即住院，或是撥打自殺防治熱線尋求幫助。熱線全年無休，且都是由受過專業訓練的諮詢師接聽，他們可以和你交談，幫你找到一些應對措施。

降低風險

以下策略可以幫助你降低自殺風險：

- **不要服用任何毒品，也不要飲酒，降低衝動性。**
如果已經有自殺想法，避開這些物質。直接清理掉，或是暫時請朋友保管。

- **不要接近任何可能誘使你自殺的物品或地方，比如槍、藥品，或是高空區域。**
和自殺想法對抗時，一定要確保所有危險物品，如鋒利的刀具、數量足以致命的藥物，都被妥善地收好，遠離你能夠接觸的範圍，避免你在絕望或者衝動的時刻使用這些東西。稍後我將會分享如何在不引起他人恐慌與驚嚇的狀況下尋求幫助。

- **務必確保自己積極主動參與到憂鬱症的治療當中。**
任意停止治療或者停藥可能導致危機。一定要和你的治療師談一談這方面的事情，對於治療不要匆忙而草率地做決定。

增加保護性因素

除了降低風險以外，也有一些方法可用來增強自我保護能力，抵禦自殺。

- **確保定期接受憂鬱症的良好治療方案。**這意味著你要知道下一次和醫生見面是什麼時候，確保交通不會有問題，也要確保你有夠用的處方簽，提前做好儲備以免斷藥。
- **定期與朋友和家人聯繫。**即使你並不完全喜歡自己，也要定期社交，這樣可以減少社交退縮和孤獨感。家人和社交的支持很重要，一定要讓別人知道你想要花更多的時間和他們在一起。
- **不斷地提醒自己你的個人生活信念以及你想要活下去的理由。**有些人會有一些文化性、宗教性或者哲學性的觀念可以幫助他們免於自殺。要努力內省，並且重新審視你評估生命價值的一些理由，思考為什麼你相信生活是有意義的，即使這些理由並不像之前那麼強烈。找到那些對你依然有意義的東西，用心持守這些價值觀是非常重要的。

制訂安全計畫

還有一個你可以用來處理自殺想法的重要策略，就是制訂一個具體而實際的安全計畫，並且知道什麼時候該付諸行動。

第一，你應該去哪裡？

是否有一個地方讓你感覺到更加安全？比如說自己的家裡或者是一個朋友的家裡。你是否感覺到那些自殺想法是如此強烈以至於你需要立即去住院？如果到了那裡，要告訴哪個朋友或者是家人你的去向，好讓親友不會產生不必要的擔心？

第二，你應該打電話給誰聊一聊？

你應該與治療師聯繫嗎？如果是這樣，你有哪些方式可以聯繫到他呢？如果在你的緊急計畫當中，有其他人參與進來，那麼一定要提前和他們溝通好，這樣他們就可以有意識地成為你計畫當中的一部分，和你站在同一條戰線上。如果是午夜時分，你可以聯繫誰呢？一定要確保你有這個人的聯繫方式。你絕對不想等到千鈞一髮的時候，才發現自己並沒有儲存好朋友的新電話號碼。

讓別人知道你需要幫助

你要怎樣和別人討論你已經有了自殺的想法呢？讓你的家人、朋友以及治療師和你站在同一條船上，這樣可以幫助你更容易地管理自殺想法。在告訴他們之前，你需要深思熟慮以下這些問題。

1. 為什麼你特別想要某個人知道你已經有了自殺的想法？
2. 你期待或者想要從他那裡得到什麼呢？
3. 如何才能最好地向這些人表達你的需求，但又不會使他們感到壓力太大？

如果你是因為希望得到他的情感支持而想要和他討論你的自殺想法，那麼你需要先讓他知道你正在接受治療，你希望他成為你的朋友，而不是治療師。這個有助於他專心支持你，而不是承擔一些不可能或者不必要的責任。你要讓他知道你只是需要他的傾聽，你只需要他能理解你正在經歷著什麼。

如果你需要從他人那裡獲得一些幫助，是因為你並不確定最近能否處理好自己的這些自殺想法，那麼情況就變得非常迫切了。你可以考慮一下這麼說：「我需要和你談一談，我有憂鬱症，而且我甚至已經有自殺的念頭了，我非常害怕，我並不確定我能否靠自己駕馭這些想法，因此我想要你和我的治療師聯繫（或者帶我去醫院，抑或是任何其他你需要的說明）。我正在竭盡全力控制自己這些想法，但是我不太確定我能否靠自己做到。」

即便你邀請別人參與進來了，但當你面對自殺危機的時候，最終還是要你自己保護自己、對自己負責。尋求別人幫助和威脅別人之間有天壤之別，以自殺威脅或者逼迫別人去做一些你想讓他們做的事情是不可理喻的。不僅僅是因為這種做法有失公平，會傷害到別人，而且它和治療目標之一——對自己的生命負責恰恰是相牴觸的。

有些人不敢向治療師暴露自殺念頭，因為他們害怕會被強迫住院或者會引發其他危機。但是其實事情並不是那樣的，你的治療師會先和你討論你的想法具體是什麼，它們有多麼強烈或者嚴重，以及你可以怎樣處理它們。如果你的情況特別嚴重，你施行自殺的風險特別大，治療師就會進一步和你討論雙方如何努力協作來確保你的安全，這可能意味著你會接受住院評估。事實上，只有在最嚴重的情況下，有些人才可能會被強制住院接受治療。

想要自殺者的朋友和家人該如何行動

這部分內容主要是給那些可能患有憂鬱症或者是有自殺想法的人的朋友或者家人看的。直接討論自殺可能會令人不安，而且在情感上讓人特別難以接受。不幸的是，自殺卻是很多被診斷憂鬱症的患者實際面臨的風險，那麼熟悉和瞭解自己所處的惡劣環境、風險因素以及自殺警示信號就變得至關重要，這樣你就可以明白（在需要的時候）如何使自己獲得支持和幫助。

有關自殺最具毀滅性的迷思就是——如果你問一個人他是否有自殺的想法，那麼他就更可能實施自殺。實際上，真正的情況恰恰相反。你應該溫柔而自在地直接詢問他們是否有自殺想法，因為你極其關心對方，才會主動地詢問他。這麼做並不會使他產生一些本身並沒有的想法，而且有可能會讓他感到一種釋然，因為至少有一個人是如此看重他，以至於願意問這些艱難的問題。如果你感到擔憂，就要問出來。你不會使事情變得更糟，你可以幫助你關心的人，甚至挽救他的生命。

有關自殺的風險因素和警示

當你和一個有自殺想法的憂鬱症患者談話的時候，首先要知道一些與自殺相關的風險因素和警示信號，這是非常重要的。從長遠來看，風險因素會增加自殺的可能性，要把預警信號看作某人正面臨自殺風險的線索。

有哪些因素長期來說可能會導致自殺的風險呢？以下這些因素並不會導致自殺，但卻會增加自殺的可能性：

- 被診斷有憂鬱症或者其他精神疾病
- 接近一些可能用於自殺的致命要素，特別是火。
- 之前嘗試過自殺（有很多自殺死亡的人先前至少有過一次嘗試）。
- 人際關係疏離。
- 看到他人的自殺行為。
- 曾經有過入獄史，即便是非常短暫的。

儘管任何人都有可能自殺，但憂鬱症患者是自殺風險最高的群體之一。

有哪些因素是最緊迫的自殺警示信號呢？以下列出的是一些比較普遍的警示信號。如果你發現了其中任何一個信號，就應該立即詢問那個人是否有自殺的想法。

- 談論死亡、瀕死或者自殺，即便沒有直接談論。
- 寫遺書，轉讓某些東西或者是毫無明顯理由地變更個人遺囑。
- 患者憂鬱之後突然戲劇性地變得精神十足（這個可能聽起來有點矛盾，但是絕大部分憂鬱症的改善都是循序漸進的。情緒上突然的、戲劇性的變化可能意味著此人已經做了自殺的決定，這個決定讓他感到如釋重負）。
- 濫用酒精或者毒品，這會導致一些衝動行為。
- 個人的日常行為或職責上突然出現了一些非常重大的改變（個人學習或者工作上突如其來的障礙，或者是個人外貌與打扮風格突然改變，都應該警覺）。
- 最近經歷了重大失去，比如朋友、家人、寵物離世或者失戀、失業。

你能做什麼

若想幫助有自殺風險的朋友時，你需要清楚你的角色以及界線。你是陪伴者，提供支持和鼓勵，而不是他的治療師。你沒有能力改變這種情況，但是你可以為那個面臨自殺危機的人提供幫助，從而降低他的風險。以下是一些你可以做的事情。

- **不要害怕提到或直接詢問他有關自殺的事情**。這樣的詢問並不會給他帶來自殺的想法。如果你不確定到底要怎麼說，那麼就請直截了當地說，比如「關於你告訴我的這些事情，讓我非常擔心。我更擔心這些事情是否已經糟糕到讓你有想結束自己生命的念頭？你會這樣做嗎？」
- **詢問他自殺想法的強烈程度以及有多迫切**。這樣的想法越強烈越迫切，情況就越嚴重，你應該盡早聯繫員警或者是及時送他去醫院。如果情況不是那麼迫切，或者患者告訴你他並沒有採取任何自殺行為，那就代表他也正在積極努力地處理這些想法，此時你可以督促他向治療師坦承並尋求幫助。
- **只是陪伴著他，坦誠交流，充滿關懷，不去評判，這本身就是非常有幫助的，可以降低這個人的自殺風險**。傾聽他到底在說什麼，即便你和他對事情有不一樣的看法和觀點，也不需要處處糾正他或告訴他你認為什麼是正確的。你只需要保持真實，向他表達你的關心就好。

- **要有切合實際的期望並保持樂觀。**這並不意味著要去做一些空洞的承諾，告訴他所有的事情都會好轉。但必須提醒有自殺傾向的人，他之所以會有這樣的感覺，是因為他得了憂鬱症，而憂鬱症是可以治療的。在他治療以及努力想要變好的過程中，為他提供支援。

- **試著降低有自殺危機的人的焦慮感。**當人非常焦慮且煩躁不安的時候，自殺的風險就更高一些，因為他們更有可能去做一些衝動的事情，去釋放此時此刻的痛苦。你可以主動邀請他去散個步，去一個安靜的或者是舒適的地方，和他聊天，或者你可以陪他離開充滿壓力的環境。你也可以詢問對方是否願意和你一起做一些別的事情，以便分散注意力，暫時免去一些痛苦。當然，這不包括使用酒精或者毒品。短期的注意力轉移能有效地暫時減少他的焦慮感和壓力。

- **不要試圖解決這個問題。**做一個溫暖而熱情、富有同理心的傾聽者是最有幫助的。喋喋不休地問一個面臨自殺危機的人一些令人生厭的問題，比如「你是否已經嘗試過了？」這只會使他更加沮喪。相反地，要幫助他制訂一些能降低他目前的焦慮的短期計畫，使其積極地投入生活當中，持續進行治療。

- **一定要持續跟進**。陪伴有自殺想法的人是一個持續不斷的過程，應該隨著時間的推移不斷檢測，以確保他獲得持續幫助與治療，但不要過於「緊迫盯人」。如果你很擔心他，感覺需要對他進行持續密切的監控，那麼有可能是你過度擔心了，也有可能他的確需要更多的關注。檢查一下你對憂鬱症患者的擔心，看看是否需要和精神醫療專家討論一下對他的照護程度。
- **一定要照顧好自己**。陪伴有自殺想法的人是非常困難的，而且在情感上非常耗費精力。確保你有自己的情緒出口和支持資源。如果持續和有自殺想法的人密切接觸，或者你感覺到你被迫在他的生活當中扮演過多積極的角色，那麼就和這個人一起來討論，重新評估一下在他的安全計畫當中，你到底處於什麼位置。他可能不自覺地對你產生了過多的期待。

你不能做什麼

有一些事情你不應該做，因為那會使情況變得更加糟糕。我將會列出一些常見的錯誤，說明哪些事情是沒有幫助的。

- **當有人透露出自殺訊息，千萬不要忽略或者是低估，要對這樣的危險訊號保持警惕。**許多實施自殺的人通常會在事前和別人討論，不要把他的悲傷當作「只是說說」而已。
- **不要以為對方「是為了獲得關注」而說要自殺。**任何自殺訊息都應該被重視，忽視這些警示信號的後果是致命的。
- **不要反應過度。**如果有人告訴你，他有想死的念頭，但並不打算真的採取行動，此時立即報警可能會適得其反。可以採取其他措施，比如向這個人的治療師尋求幫助。

- **不要和這個人打賭他不敢自殺，這一點幫助都沒有。**
- **不要對有自殺想法的人進行長篇大論的說教或者是羞辱他。**他現在需要的是傾聽，而不是評判或者是宣揚生命意義的時候。你的作用和角色是支持並幫助他去和一些非常美好的有用的資源產生聯結。不要充當他的治療師或者是強行把他拉出那個泥潭。
- **不要向他發誓你會保密。**如果有人跟你透露他想要自殺，你最好讓第三個人知道。在這種情況下守口如瓶的後果不堪設想，你可能會真正失去這個朋友或家人。那麼，如果他在說出有自殺念頭前，就已經先要你發誓保密，讓你陷入了兩難的處境，該怎麼辦呢？我建議你好好和他溝通，跟他說：「我真的非常抱歉，我知道我發誓會對我們之間的對話保密，但那是因為我並不知道你會告訴我你正在考慮自殺。現在我真的十分擔心你，這件事情不能只有我知道，因為我不確定該如何做才能夠保障你的安全。」也許在當下你們之間的情誼會暫時陷入僵局，但至少你提高了他繼續活下去的可能性，未來還有時間可以修復關係。

- **不要陷入被威脅的處境中。**在一些非常不幸又罕見的情況下，有些人會威脅你為他做或者不做一些事情，不然他就馬上自殺。這是一個非常危險的情況，別指望憑一己之力就能解決。若不想讓你自己陷入這種被勒索或者被掌控的處境中，你可以試著這麼說：「我非常抱歉，但是當我感到正在被威脅的時候，我不知道如何才能幫助你。我需要諮詢一下其他人，看看接下來我們應該怎麼辦。」然後，你應該讓一些更有經驗、更權威的人介入，例如對方的治療師、精神科醫生，或是直接報警。

重點摘要

自殺想法是憂鬱症症狀裡面最嚴重的症狀。世界在憂鬱症患者眼中看來是如此絕望和令人悲傷，以至於死亡被他們看作脫離苦海的方式。但是，重點在於絕大部分自殺的人其實並不想死，他們只是想「脫離痛苦」。這就意味著治療能夠產生作用，有希望將他們治癒。有很多自殺者正在和憂鬱症或者其他精神疾病對抗，但這些疾病本身是可以被治療的，所以自殺也是可以預防的。有很多方法可以幫助有自殺念頭的人，同時又不會讓你覺得需要對他的生活過度負責。重要的是要保持溝通管道的暢通，誠實地談論他需要什麼，你能提供什麼幫助，以及你如何提供這類幫助等。如果處於自殺危機當中是你自己，一定要接受治療，並讓你生命當中那些值得信任且能夠提供幫助的人知道他們該如何才能幫助你。我將會在第七章額外提供一些方法，幫助你識別出你實際上需要哪些幫助，並指導你如何和別人溝通你希望別人如何幫助你的問題。

第七章

獲得你需要的支持

當你接受了憂鬱症已經深深地影響了你這項事實，能否獲得足夠的社會支援取決於你自己。有了別人的幫助，你會受益匪淺。重要的是，你要認真地思考你的症狀如何損害了你的生活、工作、自我期待以及滿足日常需求的能力。

當你處在憂鬱症恢復期的時候，很重要的一點是，要誠實而坦然地承認你自己需要一些額外的支援和幫助。在這一章中，我將指導你識別出你需要什麼、以及如何能夠有效地滿足這些需要。如同處理生活當中的任何困難一樣，這需要你同時做兩件不同的事情：一是接納你目前的困境，二是運用你所擁有的資源和能力，竭盡所能做到最好。在第五章中，我提過你要接納自己的現狀，暫時改變內心對自我的期待。在這一章，我將討論外在的工作——採取行動去獲得你需要的社會支援。

尋求別人支持的重要性

為什麼我一直強調在必要的時候你一定要向外尋求幫助呢？這是因為滿足我們的基本需求對於擁有一個健康的情感生活非常重要，而我們需要其他人來幫助自己滿足這些需求。儘管我們渴望獨立自主，但我們並不是一座孤島，每一個人都深深地依賴周圍的人來滿足自己的基本需求。當我們還是嬰兒的時候，是如此無助，需要被餵養、被保護、被愛。我們對於連結和愛的需求，就像我們對食物、水和庇護所的基本需求一樣重要。一旦無法從這個世界滿足這些需求的時候，我們的情感生活就會變得枯竭、平淡和空虛。長大不代表我們不再有這樣的需求，無論多麼想獨立，我們仍與錯綜複雜的社會關係網路緊密相連。在第五章中，我已經提到如何靠自己來應對部分問題，而在這裡，我將說明如何從他人那裡得到支援。

你需要從別人那裡得到什麼

追求親密關係和愛是人類的普遍需求，然而每個人滿足這些需求的方式卻是千差萬別、各有風格。因此，你要先思考一下你有哪些特殊的需要，然後再來想想該如何滿足這些需要。如果你不知道從哪裡開始，那麼可以問問自己以下問題，來識別出自己可能需要些什麼。

身體親近和接觸

- 你想要花更多的時間和一位特別的朋友或者家人抑或是所愛的人在一起嗎？或者相反，當你處在恢復期的時候，是否有任何群體或責任是你短期之內需要脫離或者擺脫的嗎？

- 你是否隸屬於某一團體或者組織的成員，比如宗教團體、運動團體或者社交俱樂部？當你處在恢復期的時候，該如何安排與其他人一起參加活動呢？
- 你對於愛情和性的需要是怎樣的？在你憂鬱的時候，若性欲低弱，該如何保持與伴侶的聯結呢？你是否需要短暫改變你的浪漫關係形式或性生活模式？
- 如果你有孤立自己的傾向，你是否想要某個人打電話給你，或者過來看看你，甚至是約你出去？什麼時候比較方便，多久出去一次呢？

對話和交流

- 關於得了憂鬱症這件事，你想要告訴誰，而又不想讓誰知道？你該如何在保護隱私的同時，又讓一些必要的人明白短期內你無法百分之百投入生活？讓兩者達成平衡是一門藝術。要記住，其他人沒有讀心術，不會知道你的狀況而自動改變對你的期待，除非你主動告訴他們你需要什麼。
- 你過的好不好，你不說是不會有人知道的。你希望朋友們每隔幾天就過來看一看你過得怎樣，瞭解你的感受嗎？還是那樣只會讓你更煩躁？

對家庭和工作的期待

- 憂鬱症對你的工作狀態有何影響？承擔某項責任或對你抱有某些期盼讓你感到特別困難嗎？把你的問題列一份清單。
- 如果公司允許你休息一段時間，那麼現階段是否適合利用這個假期來遠離工作，幫助恢復？你需要請假去見治療師或醫生嗎？你的工作是否能夠提供有利於你恢復的彈性工作時間或者其他一些改善措施？
- 如果你在家工作或者是有著無法放下的家庭責任，那麼現在是否適合討論一下，調整工作內容？例如煮飯、打掃、休閒娛樂、照顧孩子或其他家庭責任。想一想目前你的能力能做到哪裡，如何讓自己能持續保持參與並有助於家庭生活。
- 如果還在唸書，是否需要向學校提出一些延期的申請或者減輕學業負擔？請病假以便你可以專注於康復的做法好嗎？

對症狀的一些反應

- 是否需要在與往常不同的時段上床休息一下？
- 是否有些特定食物讓你完全提不起興趣？是否需要改變飲食方式一段時間？是否需要別人幫你採購生活必需品？
- 若有集中注意力或記憶方面的問題，是否需要設定鬧鐘來提醒待辦事項？
- 如果感到壓力大或猶豫不決，你是否需要一些額外的支援來制訂計畫呢？
- 在尋找治療師或者精神科醫生時，是否需要建議與幫助？赴診時需要提供交通方式嗎？

尋求那些你需要的幫助

當你確認自己恢復期間需要什麼樣的幫助之後，接下來就是向別人提出請求。詢問的時候，他們也許會好奇為什麼你需要這樣的幫助，有些人甚至可能會表達出他們的擔心。因此，如果有必要的話，你需要想想該如何解釋你的憂鬱症情況。

如果你和家人同住，他們就是提供你支援的最佳人選。如果你和家人關係相當緊密，他們可能已經察覺出你有些反常，從而使你更容易和他們討論你的情況。

在面對那些你較不親近的人，你可能會更看重保護個人隱私。面對某些喜歡說三道四，或者會對有情緒困擾的人做出負面的或指責性評論的人，讓他們知道你得了憂鬱症的確不是個好主意，所以是否有坦白的必要性、以及要坦白到什麼程度，你尤其要三思而後行。此外，你無須將自己的情況告知那些把憂鬱症當作你的缺點或者讓你感到更羞恥的人。好好發揮你的判斷力吧。

如果你不喜歡「憂鬱症」這個詞，那就不要用這個詞。我們可以換個方式來表達同樣的意思，例如，假設你非常疲憊，需要比平時更早一些上床休息，但你的家人或者是室友已經習慣你會陪他們熬夜聊天或看電視，這時候你該如何向他們解釋你的這些行為變化呢？

你完全可以避免提到任何核心的內容，而只需簡單地說「好了，我要去睡覺了」。這樣當然會最大化地保護你的隱私，但也許會讓你的家人或室友感到奇怪甚至擔心。由於你並沒有告訴他們任何有關你行為的原因，對於你為何突然早睡，他們可能會做出一些不正確的猜測。從長遠來看，對那些和你非常親近的人來說，這種方式並沒有太多作用。然而對於那些關係不太親密、無關緊要的人來說，這樣的方式有時候可能非常奏效。因為這只是聚焦於你的需要，而不會觸及任何細節。

提供一個較為坦誠的方式，你可以說：「最近我比較容易累，需要更多時間休息，很抱歉今天晚上我不能陪你們一起熬夜看電視了。」這種說法提供的資訊更多一些，也暗示你知道你這項需求影響了其他人。這種自我暴露更多了，自然也更可能讓你從別人那裡得到更多的關心。

想再更加坦誠，你可以這樣說：「嗨，我想要讓你們都知道，最近我時常感到非常疲憊，所以在這段時間，我需要盡可能早點上床休息。這代表我可能不會常和你們一起出去玩了。我並不是對你們有意見，而是這段時期我的確沒有那麼多精力，我需要先照顧好自己。等我感覺好點了，我非常願意像往常一樣和你們一起出去玩。」這種說法能讓大家更瞭解你的現狀，也能為日後的溝通打下良好基礎。

最後，若你想要表明你的疲憊是由更大的問題引起的，你可以說：「我想讓你知道，在過去幾周我一直在對抗憂鬱症。現在我正在接受治療，為了盡快恢復，我需要更多的休息和睡眠，所以我要比往常更早上床。我正在努力地應對這些症狀。現在，我只是想讓你明白為什麼我不能像以前一樣，常常和你在一起。」這樣的說法提供的資訊最多，為你之後進一步向別人說明你的需求打開了更大的一扇門。你越坦誠，別人越有可能坦誠而溫柔地回應你。

記住，在這個問題上並沒有一個絕對的方法或標準答案。你所採用的方法應該立足於你需要什麼；你詢問或尋求幫助的方式，將會影響對方的態度。

特殊情況：如何和雇主交流

如何在工作的要求和憂鬱症帶來的局限性之間取得平衡非常具挑戰性。

記住，憂鬱症不僅會影響情緒，也會對你的認知產生影響。憂鬱症發作時，你可能無法清晰地思考、專注於某事，以及記住一些細節，這會導致你的工作狀態每況愈下。

是否該告知雇主你得了憂鬱症？這個問題是非常複雜的，因為你無法確知雇主是否會支持你。罹患憂鬱症沒什麼好羞恥的，但仍有些人會對此懷有芥蒂。如果你不太肯定雇主的態度，當你提出需要調整工作內容時，要更加小心謹慎，不要立即使用「憂鬱症」這個詞，除非你確定他會支持或幫助你。如果被追問，你可以說你生病了，但不用說出更多的細節。

你的雇主無權詢問你是否得了憂鬱症，但他可以問你是否能確實完成工作。如果憂鬱症妨礙了你在工作中的表現，你可以考慮向人事部門提出職務再設計（job accommodations）。依據《美國身心障礙法案》(Americans with Disabilities Act, ADA)，法庭通常也認同憂鬱症屬於障礙，是申請職務再設計的有效依據。（編按：在台灣，憂鬱症者若經醫師鑑定，取得身心障礙證明後，可申請職務再設計。）

如果你擔心雇主會因為你的了憂鬱症而歧視你，可先向專業人士諮詢勞工權益法規，通常公司的人力資源部門也可以提供這方面的幫助。

重點摘要

當你接受憂鬱症已經深深地影響了你這一現實後，能否獲得足夠的社會支援取決於你自己。有了別人的幫助，你將受益匪淺。重要的是，你要認真思考憂鬱症症狀如何影響了你的生活、工作、自我期待以及滿足日常需求的能力。一旦你瞭解憂鬱症是如何影響你的，就要再想一想你需要什麼幫助，以及身邊有哪些人能提供幫助。關於如何在保護隱私和坦誠地與人溝通兩者間取得平衡，我提供了一些具體的例子，你在向別人尋求幫助的時候可以使用。有一個情況比較特殊，那就是和雇主討論調整工作。

在下一章中，我將會聚焦於另外一個典型的症狀處理——如何處理與憂鬱症併發的其他疾病。

第八章

共病問題：憂鬱症的同伴

憂鬱症通常不會單獨存在，憂鬱症患者會同時出現其他健康問題或者精神疾病，這種現象非常普遍。

到目前為止，你已經對如何處理憂鬱症的症狀有了一些認識和理解，然而還有更多值得學習的內容。憂鬱症通常不會單獨存在，對那些患有憂鬱症的人來說，還有一種精神疾病也是非常普遍的。當一個人同時被診斷為多種精神疾病的時候，我們會稱這樣的情況為「共病問題」。在這一章中，我將會專注於幫助你識別一些最為常見的共病情況，並且提供一些合適的治療策略。

物質濫用

憂鬱症和物質濫用經常相生相伴。顯然，為了應對憂鬱症帶來的那種絕望感和內疚感，人們很容易就會濫用酒精或者其他毒品去尋求安慰，這會導致一個非常嚴重的惡性循環。更有甚者，濫用某種物質會使人們在類似憂鬱症的疾病面前更加脆弱和易感。先不說因果關係，物質濫用和精神疾病的診斷如此高頻率地同時出現，以至於出現了「雙重診斷」的術語。

如何知道自己是否濫用了某種物質？只要使用某種物質造成你在法律、社交或者健康層面的問題，你就應該提高警覺了。由於每個人對同一種物質有不同的耐受程度，因此你不能僅憑計算你喝了多少次酒或者測量使用的物質劑量來判斷自己是否濫用，還須誠實地審視你的使用情況及該物質如何影響了你的生活。如果你發現自己需要靠喝酒或使用某種毒品來度過一天，或者你開始出現了一些上癮或戒斷的症狀，那麼你可能已經從濫用變成了依賴。無論是哪一個，都是非常嚴重的，應該立即和醫生或治療師討論如何停止這種行為。物質濫用本身就會導致一些生活上的障礙和困難，當你正在和憂鬱症對抗的時候，康復的能力就會大打折扣。

物質濫用和憂鬱症的綜合治療方案

如何將治療物質濫用問題的方法和治療憂鬱症的方法結合起來呢？如果你有極嚴重的物質濫用問題，可以考慮住院治療，最初將焦點集中在治療你的酒精或毒品成癮問題上。這個時候被稱為解毒（detox）或者康復階段，而且通常會在醫院或者專業的康復中心。如果你決定進行這樣的治療方案，應該主動詢問如何在整個治療方案實施過程當中，融入你的憂鬱症治療方法。

若你物質濫用的情況並沒有那麼嚴重，你可以同時進行戒癮門診治療和憂鬱症的治療。在一些案例當中，同一位醫生或者精神醫療專家可以同時提供兩種治療方案，但比較常見的情況是分別預約兩個不同的醫生。比如說，你可能每周治療一次憂鬱症，然後同時針對物質濫用情況進行個人或者是團體治療。

有哪些治療方案對物質濫用情況有用呢？有很多不同的治療理念，如宣導完全脫癮（例如匿名戒酒會）、宣導有節制地飲酒等。有一些方案採定期小組見面的模式，也有些方法沒那麼正式，更加個性化一些。無論採用什麼方法，重要的是，你要讓你最主要的健康顧問及時知道你的康復進展情況。一定要和他討論酒精還有其他物質與你正在服用的任何藥物會不會產生不良反應。

焦慮症

我們都有感到害怕、擔心或緊張的時候，但是如果這些情緒開始影響我們的生活，就有可能變成了焦慮症。儘管有很多不同類型的焦慮症，但是它們都有一個普遍的共通性——患者在應對自己的壓力、擔心或者恐懼的時候往往瞻前顧後，思慮太多。這無形中又增加了恐懼感或使它變得更加嚴重。焦慮症是憂鬱症患者身上最常見的共病情況之一。

比如說，你可能聽過恐懼症，就是非理性地害怕某種東西，可能是動物、針、某種情景、人群密集區或者高處。普遍存在的現象是，面對恐懼時，有的人有強烈的逃避心理，但從來沒有接受過專業的幫助。也就是說，他們會極力逃避所有害怕的事情。問題是，即便逃避可以幫你獲得安全感，或者是讓你覺得自己是受保護的，但是卻讓你喪失了克服恐懼的重要機會。更糟糕的是，你會開始相信逃避可以保護你。所以，當你感到焦慮的時候，你更有可能會再次選擇逃避，結果就是短期的逃避加劇了長期的焦慮情況。逃避，無論是字面意義上的（離開房子）還是象徵性的（癡迷於不斷洗手來清潔髒汙或緩解不適），都是焦慮症的一個關鍵特徵。

焦慮症是與憂鬱症共存的最為普遍的一種疾病。研究表明，將近八十五％的憂鬱症患者同時也表現出非常嚴重的焦慮症狀。這是一個非常極端的高共病現象，對精神醫療專家來說，通過全面評估從而設計出一個有效的治療方案迫在眉睫。下面讓我們來看一看，憂鬱症和焦慮症是如何相互促進或加強，以及有哪些綜合的治療方案可用。

憂鬱症和焦慮症會相互加重病情

憂鬱症和焦慮症是如何相互影響的呢？我在前面提到過，「逃避」這種應對方式只會使人持續不斷地感到焦慮。當它和憂鬱症結合起來的時候，其結果就是常態化的人際關係冷漠和疏離。疏離僅僅是另外一種形式的逃避，而且非常容易被強化。這就好比一些害怕小狗的人，會慢慢地相信逃避小狗會使他感到安全。還有一些社交孤立的人開始相信，獨處是他們應對不適感的最佳方式。而在那些被診斷同時患有憂鬱症和焦慮症的患者當中，有一些證據表明焦慮症的症狀最先出現。那麼在這種情況或案例中，類似於逃避這樣的應對機制，可能在此人患上憂鬱症之前就已經形成了。

伴隨著憂鬱症和焦慮症出現的認知扭曲也是非常相似的。例如，從憂鬱症症狀當中很容易得出一些不正確或不健康的結論。一個憂鬱症患者可能開始獨處，然後把他的孤獨錯誤地理解為別人並不想和他在一起。結果就是這個人更有可能感到自己毫無價值，進而繼續隔離自己。

有哪些治療方案可能有幫助呢？你可能會想到第三章中提到的認知療法或者是認知行為療法，它們是治療憂鬱症最普遍的方式。令人興奮的是，研究表明認知行為療法對於很多種焦慮症也是非常有效的，所以你可以獲得一些技巧來質疑或者是挑戰那些隱藏在問題背後的錯誤認知和觀念。更重要的是，認知行為療法是高度結構化的，通常患者會被安排一些家庭作業，防止逃避變成真正的問題。

還有一些初步的證據表明，人際心理治療這個普遍使用的、有效的憂鬱症治療方法，可能對於治療社交恐懼很有幫助。社交恐懼是焦慮症中特別常見的類型，以害怕很多普遍的社交情境為其主要特徵。如果你的焦慮發作情境主要集中在一些社交場合，你可以考慮試一試將人際心理治療作為治療憂鬱症的方法，同時使自己暴露在一些有意義的社交場合中。但是如果你的焦慮症與社交活動無關，那就和你的治療師討論一下，人際心理治療或者認知行為療法哪個對你更有益。

還有一些抗憂鬱的藥物，對於治療焦慮症也有顯著的療效。如果你要服用抗憂鬱的藥物，確保讓開處方的醫生知道你有哪些焦慮症症狀，以及這些症狀對藥物的反應如何。

人格障礙

人格障礙並不意味著你是一個讓人害怕的人。精神健康專家用這個術語來描述一個人與這個世界的互動方式過於死板所導致的一些問題。人格障礙患者對於他們生命當中的一些生活事件或者人只有有限的反應方式。他們一般在感受自己或者他人方面存在嚴重的問題。

瞭解人格障礙是很重要的，因為它和憂鬱症是息息相關的。謝伊（Shea）及其同事在一九九二年所做的一項研究表明，在憂鬱症患者當中，有二十三～八十七％

的人同時滿足了至少一種類型的人格障礙診斷標準。而在那些入院治療的憂鬱症患者中有更高的人格障礙併發率。這是令人震驚的高重疊率，對於治療有重要意義。

人格障礙有好幾種類型。例如，有「自戀型人格障礙」的人可能總是站在自己的角度待人處事，極力追求給別人留下深刻的印象（凸顯個人的偉大），而無視別人的重要性。而有「偏執型人格障礙」的人通常疑心很重，大部分時候都會覺得有人要攻擊或者迫害自己。我們有時候也想給別人留下深刻印象，有時候也會疑心重重。但當這些感受強烈或嚴重到主導了你絕大部分的人際關係和互動時，代表你可能有人格障礙。

一種最為常見、也是和憂鬱症併發率相當高的人格障礙就是「邊緣型人格障礙」。有這種人格障礙的人，通常很難對自己或者他人保持一個穩定的看法，他們會在愛與恨之間迅速轉換，會極力避免被拋棄。當他們感到他們的關係受到威脅時，就會表現得特別絕望而衝動。被診斷患有邊緣型人格障礙的人，通常情況下也會和那種想要刺傷自己甚至是自殺的想法拉扯。這種人格障礙導致的情緒的急劇變化，使得對於憂鬱症的精確診斷變得比較困難。

毫無疑問的是，同時被診斷患有人格障礙的憂鬱症患者，可能會比那些只患有憂鬱症的人面臨更大的治療上的挑戰。對於這種現象，曾出現過很多種解釋，從早期的人際依戀問題到世界觀的極度扭曲，再到遵從治療面臨的更多阻力。總的來說，治療人格障礙比治療憂鬱症本身要花更長的時間，而且也需要一個更密集的治療方案。治療本身是有效果的，但是你需要更長的時間來應對那些人格障礙所導致的問題。治療時間通常應該以「年」為單位，而不是以「月」為單位。

如果你的健康顧問暗示你患有人格障礙的話，應該怎麼辦呢？這可能表示你的生活中出現了某種問題，你發現自己在某些情況下缺乏靈活和變通。根據你得到的診斷結果，接受一些密集的心理治療對你是有幫助的。這樣可以幫助你瞭解和學習一些更靈活變通地看待自己和他人的策略和方式。我建議你向精神科醫生或者心理專家諮詢最佳的治療方案，他們接受過更多人格障礙診斷和治療的相關培訓。

重點摘要

憂鬱症患者同時會出現其他的健康或者精神疾病，這種現象是非常普遍的。這就使得準確的診斷以及治療方案變得尤為重要。首先要做一個全面的健康檢查，然後繼續全面綜合地考慮其他可能的精神疾病。前面我們已經討論了最常見的一些精神疾病，它們對於治療方案有重要的影響。有一些問題，比如焦慮症，可以使用那些用來治療憂鬱症的心理治療策略來應對。然而還有一些其他問題，比如人格障礙或者物質濫用，可能需要一些更加專業且密集的治療方案來緩解其相關症狀。治療共病可能會拉長療程，但是治療依然是有效的，而且不斷地去尋求治療是非常重要的。正如加伯德（Gabbard）和西蒙森（Simonsen）對於共病的描述：「治療並非無效，只是時間更加漫長而已。」

第九章

憂鬱症發作後如何照顧自己

一旦你有過一次憂鬱發作，之後可能會再次發作。在憂鬱發作結束以後，依然繼續用藥或者接受治療可以幫助你降低復發的可能性。

記住，憂鬱發作代表著你這段時間的憂鬱症症狀較多且嚴重地影響著你的生活。在這一章當中，我將會集中討論憂鬱發作結束以後會發生什麼。當然，那種感覺是很棒的，但是它依然是一個非常關鍵的時期，需要深入思考和密切關注。**在這個階段，要設定兩個主要的目標：預防復發和重新適應沒有憂鬱症的生活。**

復發和再次發作

不幸的是，絕大部分憂鬱症患者在康復後將會在他們生命當中的另外一個時間段內再次憂鬱發作。如果距離上一次憂鬱發作的時間六個月之內再次發作，稱作「復發」（好轉後倒退）。基本上這代表憂鬱發作並沒有完全結束。若距離上一次憂鬱發作超過了六個月後憂鬱發作，就被稱作「再次發作」。這通常代表著先前的憂鬱發作完全結束了，你面臨的是一次新的獨立的發作。在實際生活當中，復發和再次發作的界限並不是那麼清晰，六個月關鍵期也沒有那麼神奇，所以你不用過於擔心二者之間的區別。只要記住，憂鬱症很可能會捲土重來，你要有所準備，確保它不會發生。儘管憂鬱症復發和再次發作令人特別沮喪，但好消息是也有一些重要的事情是你可以做的，幫助你免於未來的發作。

後續治療和維持治療

我將從後續治療的概念開始說起。後續治療意指在憂鬱發作結束之後至少幾個月之內你要繼續治療（藥物治療、心理治療，或者兩者結合）。即使你不再憂鬱了，也不應該立即停止治療；相反的，你應該和醫生討論應該採取哪些措施防止復發，他們通常會建議你繼續服用藥物或者是持續接受治療。也許你會懷疑這是否有必要，但相關研究表明，繼續治療可以幫助降低復發和再次發作的可能性。憂鬱症發作結束以後的六到九個月是關鍵時期，基於安全考量，我會提醒憂鬱症患者，憂鬱發作之後的第一年有著很高的復發和再次發作率。

維持心理治療

在成功保持一段時間的後續治療後，依然接受持續的治療是非常有價值的。這樣做並不是為了緩解症狀，而是為了防止憂鬱再次發作。有幾種心理治療對防止復發很有效，比如人際心理治療和認知行為療法都在延遲復發方面有穩定且適度的效果。對那些已經有過三次或者更多次憂鬱發作的人來說，以正念為基礎的認知療法可以有效降低復發率。無論是哪種療法，維持心理治療的目的是幫助你繼續應對那些可能會觸發另一次憂鬱發作的生活壓力。

繼續服用藥物

如果你正在服用抗憂鬱藥物，你的醫生或者精神科醫生將很有可能會建議你繼續服藥一段時間，即使在你不再憂鬱了以後。當你覺得自己似乎不再需要這些藥物，很自然地就想停止用藥，但我強烈建議你和醫生討論應該繼續服藥多長時間。

千萬不要自行停藥。在停藥之前，尋求藥物方面的諮詢是至關重要的。突然停止服用抗憂鬱藥物可能會引發嚴重的戒斷反應，所以在停藥之前請一定要徵求醫生的意見。

你將會無限期地保持用藥狀態嗎？應該不會。格迪斯（Geddes）和其同事發現，在憂鬱發作結束之後繼續用藥可以顯著降低再次發作率，這也證實了在第一次憂鬱發作結束之後至少一年的時間裡保持用藥是有必要的。然而，對於那些有較高復發率的人來說，他們建議繼續維持一年或者更長時間的用藥。不過，還有一些人，由於其復發率是如此高以至於可能會被建議終身用藥。那些有超過三次憂鬱發作、或者是在超過兩年的時間裡有多次憂鬱發作的人，可能需要諮詢一下醫生終生用藥的可能性。終生用藥是一個令人沮喪的選擇，但是請記住，每一次憂鬱發作都可能比前一次憂鬱發作持續時間更長、更嚴重，也更難治療。

若你只是以藥物治療你的憂鬱症，一旦治療結束後，可能會有一些症狀遺留。概念上這是正常的，因為雖然抗憂鬱藥物有顯著的療效，但無法幫助你建立應對技巧，提高恢復力，促進個人成長。這些藥物只能幫助你預先阻止憂鬱進一步發作。而且一旦停止用藥，它就不能提供任何的保護了。當你不再繼續服用抗憂鬱藥物時，一定要密切關注自己的狀態，並與你的醫生保持聯繫，以掌握你何時需要考慮恢復治療。

知道何時需要再次尋求幫助

一旦你完成了後續治療以及任何維持治療，下一步該怎麼辦呢？儘管到達這個階段是非常美好的，但是你應該想一想在哪些情境下你可能需要考慮再一次接受治療。如果你開始再次出現憂鬱症狀，不要等到滿足了所有的憂鬱發作的診斷標準之後再行動，因為到那個時候，可能已經較難治療了，你將會錯過阻止一次完全的憂鬱發作的機會。因此，要降低你尋求幫助的臨界點（儘早就醫）。

想一想第一次你是如何得知你得了憂鬱症，你感覺到悲傷空虛或者焦慮嗎？你的睡眠和食欲有什麼變化嗎？對於這些相同的變化要稍加注意，但不需要過度警戒。每一個人都有可能在某個時候經歷混亂的一天或者無眠的夜晚，但是的確要注意症狀的頻率、嚴重程度以及持續的時間，它們都會對你的生活產生影響。如果開始出現一些症狀，持續時間比你認為它們應該持續的時間要長，而且這些症狀開始干擾了你的生活，那就勇敢地邁出一步。再次約診你的醫生或治療師，看看是否需要重新接受治療。同時，用第五章那份檢視你的精力水準、睡眠、心情以及活動量的表格進行記錄，這樣你就可以在某些症狀變得過於嚴重之前儘早發現它們了。

保持人際支持

除了處理症狀以外，你也可以透過定期投入社交關係來保護自己，避免將來憂鬱發作。讓人滿意且有意義的人際關係對你是非常有價值的，可以保護你免於孤立，防止憂鬱症再次發作。即使你是一個內向的人，並不喜歡向別人敞開心扉，但是和身邊的人待在一起也是很有意義的。有意思的是，即使只是參與某個體育運動，也可以幫助人們免於憂鬱症。成為某個團體的成員，感到自身的貢獻受到重視，或參與到一個更大的團體或者活動當中，這些都是讓你的生活變得更有意義的方法。任何能有效阻止社交退縮的事情，都可能會幫助你免於憂鬱症再次發作。

你也可以參與網路上的支持團體，和其他正在從憂鬱症中恢復的人們建立聯結，這是一種非常好的方式。大家彼此分享自己的故事和資訊，相互支持，也能夠提醒你，你並不孤單。儘管和網路上的陌生人聯繫很有幫助，但是使用電腦這個行為本身就是一個單獨的活動，所以還是需要小心，避免有意無意的隔離。不要在網路上花過多的時間，這也非常重要。犧牲真實世界的關係，蜷縮在一個虛擬的網路世界當中，並不能滿足你對於真實聯結的需求。

日常的自我關懷

當你處在憂鬱症恢復期的時候，最重要的就是保持生活規律，這並不意味著要有一個無聊乏味、一成不變的生活方式，而是通過規律的作息時間、健康一致的飲食，以及理想狀況下的健身運動來照顧自己。

睡眠

規律且高品質的睡眠是非常重要的，對於處在憂鬱症恢復期的你來說更是。每晚睡眠時間超過八個小時，可能與顯著降低青少年憂鬱症發病率有直接的關係。那些每天晚上睡眠時間低於五個小時的青少年，更有可能患上憂鬱症。儘管有關睡眠對於憂鬱症再次發作的真實影響並無相關的深入研究，但是我們的確知道睡眠品質很差或者失眠和憂鬱症是息息相關的。第五章有應對睡眠問題的建議，有助你保持規律健康的作息。

營養

第五章提過，含有豐富的水果、蔬菜、豆製品而少肉和少乳製品的飲食，較有助於憂鬱症患者康復。恢復期是一個非常重要的時期，要形成一個健康的飲食習慣，尤其是那些可能保護你免於憂鬱發作的飲食習慣。

運動

研究發現，適量的運動可以幫助我們減輕憂鬱症的症狀，甚至可以降低復發率。二〇〇〇年，研究者發現那些一周進行三次、每次至少三十分鐘有氧運動的人的憂鬱症復發率，比那些接受穩定藥物治療的憂鬱症患者更低。而且這些益處會在憂鬱發作結束以後的數月裡一直保持下去。不過，在開始任何運動計畫之前，還是要記得先和你的醫生討論一下。

重點摘要

一旦你有過一次憂鬱發作，之後還有可能再次發作。不過，在憂鬱發作結束以後，繼續用藥或者接受治療可以幫助你降低復發的可能性。還有很多種健康的生活方式可以選擇，可以為你提供長期的保護。要密切關注自己的症狀，特別是在憂鬱發作之後的第一年裡，但是不需要過度緊張。對於恢復治療保有一個較低的臨界點。你的恢復期可能也是一個你可以開始瞭解自己到底經歷了什麼，而且要思考你能夠做什麼來阻止將來的復發的最佳時間。

延伸閱讀

當我們提到憂鬱症時，瞭解有關這個疾病的良好教育資源和資訊是至關重要的。我想再提供一些額外的輔助資源，幫助你更進一步認識和治療憂鬱症。

多閱讀一些憂鬱症相關的書籍也很有幫助，可以提醒你，你並不孤單。我推薦威廉・史泰隆（William Styron）的著作《看得見的黑暗》（*Darkness Visible*），這本書展現了作者與嚴重憂鬱症的鬥爭過程，是一部觸動人心的經典作品。內爾・凱西（Nell Casey）彙編了一本書，書名為《邪惡鬼》（*Unholy Ghost*，暫譯），書中收集了二十二名憂鬱症患者以及家人的自述故事，每個故事都簡短生動。其中有兩個章節是從親人的角度側面記錄了一個家庭成員面對憂鬱症的故事，為人們瞭解憂鬱症如何影響家庭和社交關係提供了一個感人至深的報告。安德魯・所羅門（Andrew

Solomon）的《正午惡魔》（*The Noonday Demon*）一書則從個人和社會層面對憂鬱症進行了富有洞見的深刻探索。

拉斯・費德曼和小安德森・湯姆森合著的《面對雙相情緒障礙》（*Facing Bipolar*，暫譯）一書，是專門為年輕人打造的關於雙相情感障礙診斷的優秀自助書籍。這本書非常實用，裡頭包含了許多很好的應對這種疾病的建議。

與雙相情感障礙有關的最好的個人陳述之一是精神病專家凱・傑米森（Kay Redfield Jamison）的《躁鬱之心》（*An Unquiet Mind*）一書，她不是從一個超然的、臨床的角度談論疾病，而是大膽地談論了自己與雙相障礙奮戰時的生活。

我希望這些資源能加深你對憂鬱症的理解，並明白如何保護自己不受未來憂鬱發作的影響。憂鬱症的康復需要付出大量的時間、耐心和決心，我希望你能為自己所做的努力感到自豪。

最理想的情況下，你已經更好地瞭解了自己，更好地知道了當你與憂鬱症奮戰時能如何照顧自己。更重要的是，我希望在你康復的時候，能夠對自己抱持著更深的慈悲和憐憫，並可以將這種情感擴展到生活中的其他人身上，他們可能正在進行著自己的戰鬥。

台灣憂鬱症求助資訊

單位名稱	聯絡電話	網址
台灣憂鬱症防治協會	(02)2581-7413	
中華民國康復之友聯盟	(02)2747-7605	
肯愛社會服務協會	(02)6617-1885	
張老師基金會	(02)2596-5858分機406	
董氏基金會心理衛生中心	(02)2776-6133分機2	
自殺防治中心		

自殺防治專業諮詢電話

衛生福利部24小時免付費安心專線1925
各縣市生命線專線，當地直撥1995
各縣市張老師專線，當地直撥1980

資料來源：編輯部綜合查詢整理

Journal of Clinical Psychiatry 71 (3): 239–46.

Wallace,J.,T.Schneider,andP. McGuffin.2002.Geneticsofdepres- sion. In*HandbookofDepression*,editedbyI.H.GotlibandC.L. Hammen. New York: The GuilfordPress.

Weissman, M. M., J. C. Markowitz, and G. L. Klerman. 2000. *Comprehensive Guide to Interpersonal Psychotherapy*. New York: Basic Books.

Weissman, M. M., J. C. Markowitz, and G. L. Klerman. 2007. *Clinicians Quick Guide to Interpersonal Psychotherapy*. Oxford: Oxford University Press.

White, J. L., and M. M. Mitler. 1997. The diagnostic interview and differential diagnosis for complaints of excessive daytimesleepi- ness. In *Understanding Sleep: The Evaluation and Treatment of SleepDisorders*,editedbyM.Hirshkowitz,C.A.Moore,andG. Minhoto. Washington, DC: American Psychological Association.

Williams, M., J. D. Teasdale, Z. V. Segal, and J. Kabat-Zinn. 2007. *The Mindful Way through Depression: Freeing Yourself from Chronic Unhappiness*. New York: The Guilford Press.

sociationoftheMediterraneandietarypatternwiththeinci- dence of depression. *Archives of General Psychiatry* 66 (10): 1090–98.

Shea, M. T., T. A. Widiger, and M. H. Klein. 1992. Comorbidity of personality disorders and depression: Implications for treatment. *Journal of Consulting and Clinical Psychology* 60 (6): 857–68.

Shedler, J. 2010. The efficacy of psychodynamic psychotherapy. *American Psychologist* 65 (2): 98–109.

Solomon, A. 2002. *The Noonday Demon: An Atlas of Depression.* New York: Scribner.

Spitzer,R.L.,J.B.W.Williams,andK.Kroenke.2001.ThePHQ-9: Validity ofabriefdepressionseveritymeasure.*JournalofGeneral Internal Medicine* 16 (9):606–13.

Styron, W. 1992. *Darkness Visible: A Memoir of Madness*. New York: Vintage.

Teasdale,J.D.,Z.V.Segal,J.M.G.Williams,V.Ridgeway,J.Soulsby, and M. Lau. 2000. Prevention of relapse/recurrence in major depression by mindfulness-based cognitive therapy. *Journal of Consulting and Clinical Psychology* 68 (4):615–23.

Van Mill, J. G., W. J. Hoogendijk, N. Vogelzangs, R. van Dyck, and B. W. Penninx. 2010. Insomnia and sleep duration in a large cohort of patients with major depressive disorder and anxiety disorders.

(23–24):2151–58.

Nierenberg, A. A., T. J. Petersen, and J. E. Alpert. 2003. Prevention of relapse and recurrence in depression: The role of long-term pharmacotherapy and psychotherapy. *Journal of Clinical Psychiatry* 64 (suppl. 15): 13–17.

Pan, A., M. Lucas, Q. Sun, R. M. van Dam, O. H. Franco, J. E. Manson, W. C. Willett, A. Ascherio, and F. B. Hu. 2010. Bidirectional association between depression and type 2 diabetes mellitus in women. *Archives of Internal Medicine* 170 (21): 1884–91.

Rogers,D.,andR.Pies.2008.Generalmedicaldrugsassociatedwith depression. *Psychiatry* (Edgemont) 5 (12):28–41.

Ruhé, H. G., J. Huyser, J. A. Swinkels, and A. H. Schene. 2006. Switching antidepressants after a first selective serotonin reup- ta keinhibitorinmajordepressivedisorder:Asystematicreview. *Journal of Clinical Psychiatry* 67 (12):1836–55.

Rupke,S.J.,D.Blecke,andM.Renfrow.2006.Cognitivetherapyfor depression. *American Family Physician* 73 (1):83–86.

Sagan, C. 1980. Encyclopaedia Galactica (episode aired December 14). *Cosmos*, PBS.

Sánchez-Villegas, A., M. Delgado-Rodriguez, A. Alonso, J. Schlatter, F. Lahortiga, L. S. Majem, and M. A. Martinez-González. 2009. As

Clinical Psychology 72 (1): 31–40.

McKay, M., J. C. Wood, and J. Brantley. 2007. *Dialectical Behavior Therapy Skills Workbook: Practical DBT Exercises for Learning Mindfulness, Interpersonal Effectiveness, Emotion Regulation, and Distress Tolerance*. Oakland, CA: New Harbinger Publications.

Mitchell, A. J., A. Vaze, and S. Rao. 2009. Clinical diagnosis of depression in primary care: A meta-analysis. *Lancet* 374: 609–19.

Moore,T. H. M., S. Zammit, A. Lingford-Hughes,T. R. E. Barnes, P. B. Jones, M. Burke, and G. Lewis. 2007. Cannabis use and risk of psychotic or affective mental health outcomes: A systematic review. *Lancet* 370 (9584): 319–28.

Moussavi, S., S. Chatterji, E. Verdes, A. Tandon, V. Patel, and B. Ustun. 2007. Depression, chronic diseases, and decrements in health: Results from the World Health Surveys. *Lancet* 370 (9590): 851–58.

Mufson, L., K. P. Dorta, D. Moreau, and M. M. Weissman. 2004. *Interpersonal Psychotherapy for Depressed Adolescents*, 2nd ed. New York: Guilford Press.

Musty, R. E., and L. Kaback. 1995. Relationships between motivation and depression in chronic marijuana users. *Life Sciences*56

Hammen. New York: The Guilford Press.

Keller, M. B., and R. J. Boland. 1998. Implications of failing to achieve successful long-term maintenance treatment of recurrent unipolar major depression. *Biological Psychiatry* 44 (5): 348–60.

Kessler, R. C., P. Berglund, O. Demler, R. Jin, D. Koretz, K. R. Merikangas, A. J. Rush, E. E. Walters, and P. S. Wang. 2003. Th eepidemiologyofmajordepressivedisorder:Resultsfromthe National Comorbidity Survey Replication (NCS-R). *Journal of the American Medical Association* 289 (23):3095–105.

Kwahaja, I. S., J. J. Westermeyer, P. Gajwani, and R. E. Feinstein. 2009. Depression and coronary artery disease: The association, mechanisms, and therapeutic implications. *Psychiatry* (Edgemont) 6 (1): 38–51.

Linehan, M. 1993. *Cognitive-Behavioral Treatment of Borderline Personality Disorder*. New York: The Guilford Press.

Lipsitz, J. D., J. C. Markowitz, S. Cherry, and A. J. Fyer. 1999. Open trial of interpersonal psychotherapy for the treatment of social phobia. *American Journal of Psychiatry* 156 (11): 1814–16.

Ma, S. H., and J. D. Teasdale. 2004. Mindfulness-based cognitive therapy for depression: Replication and exploration of differential relapse prevention effects. *Journal of Consulting and*

trum disorders. *Depression and Anxiety* 4 (4): 160–68.

Hayes,S.C.,K.D.Strosahl,andK.G.Wilson.2003.*Acceptanceand Commitment Therapy: An Experiential Approach to Behavior Change*. New York: The GuilfordPress.

Hirschfeld,R.M.A.2001.Thecomorbidityofmajordepressionand anxiety disorders: Recognition and management in primary care. *The Primary Care Companion to the Journal of Clinical Psychiatry* 3 (6):244–54.

Hirshkowitz,M.,C.A.Moore,andG.Minhoto.1997. Thebasicsof sleep. In *Understanding Sleep: The Evaluation and Treatment of Sleep Disorders*, edited by M. R. Pressman and W. C. Orr. Washington, DC: American PsychologicalAssociation.

Jamison, K. R. 1997. *An Unquiet Mind: A Memoir of Moods and Madness*. New York: Vintage.

Jarrett, R. B., D. Kraft, J. Doyle, B. M. Foster, G. G. Eaves, and P. C. Silver. 2001. Preventing recurrent depression using cognitive therapy with and without a continuation phase: A randomized clinical trial. *Archives of General Psychiatry* 58 (4): 381–88.

Jobes, D. A. 2006. *Managing Suicidal Risk: A Collaborative Approach*. New York: The Guilford Press.

Joiner, T. E. Jr. 2002. Depression in its interpersonal context. In *Handbook of Depression*, edited by I. H. Gotlib and C. L.

General Psychiatry 48 (12): 1053–59.

Freud, S. 1917. Mourning and melancholia. In *The Standard Edition of the Complete Psychological Works of Sigmund Freud, Volume XIV(1914–1916):OntheHistoryofthePsycho-AnalyticMovement, PapersonMetapsychologyandOtherWorks*, editedbyJ.Strachey. London: HogarthPress.

Gabbard, G. O., and E. Simonsen. 2007. The impact of personality and personality disorders on the treatment of depression. *Personality and Mental Health* 1 (2): 161–75.

Gangwisch, J. E., L. A. Babiss, D. Malaspina, J. B. Turner, G. K. Zammit, and K. Posner. 2010. Earlier parental set bedtimes as a protective factor against depression and suicidal ideation. *Sleep* 33 (1): 97–106.

Geddes, J. R., S. M. Carney, C. Davies, T. A. Furukawa, D. J. Kupfer, E. Frank, and G. M. Goodwin. 2003. Relapse prevention with antidepressant drug treatment in depressive disorders: A systematic review. *Lancet* 361 (9358): 653–61.

González, H. M., W. A. Vega, D. R. Williams, W. Tarraf, B. T. West, and H. W. Neighbors. 2010. Depression care in the United States: Too little for too few. *Archives of General Psychiatry* 67 (1): 37–46.

Gorman, J. M. 1996/1997. Cormorbid depression and anxiety spec-

Dunner, D. L., P. Blier, M. B. Keller, M. H. Pollack, M. E. Thase, and J. M. Zajecka. 2007. Preventing recurrent depression: Long-term treatmentformajordepressivedisorder.*PrimaryCareCompanion to the Journal of Clinical Psychiatry* 9 (3):214–23.

Eaddy, M., and T. Regan. 2003. Real world 6-month immediate-release SSRIs non-adherence. Paper presented at the Program and abstracts of the Disease Management Association of America 5th Annual Disease Management Leadership Forum, Chicago, IL.

Eysenbach, G., J. Powell, O. Kuss, and E.-R. Sa. 2002. Empirical studies assessing the quality of health information for consumers on the World Wide Web. *Journal of the American Medical Association* 287 (20): 2691–700.

Fava, G. A., C. Rafanelli, S. Grandi, S. Conti, and P. Belluardo. 1998. Prevention of recurrent depression with cognitive behav- ioralthe rapy:Preliminaryfindings.*ArchivesofGeneralPsychiatry* 55 (9):816–20.

Federman,R.,andJ.A.ThomsonJr.2010.*FacingBipolar:TheYoung Adult's Guide to Dealing with Bipolar Disorder*. Oakland, CA: New Harbinger Publications.

Frank, E., D. J. Kupfer, E. F. Wagner, A. B. McEachran, and C. Cornes. 1991. Efficacy of interpersonal psychotherapy as a maintenance treatment of recurrent depression. *Archives of*

參考資料

Babiss, L. A., and J. E. Gangwisch. 2009. Sports participation as a pro tectivefactoragainstdepressionandsuicidalideationinado-lescentsasmediatedbyself-esteemandsocialsupport.*Journalof Developmental and Behavioral Pediatrics* 30 (5):376–84.

Babyak, M. A., J. A. Blumenthal, S. Herman, P. Khatri, P. M. Doraiswamy, K. A. Moore, W. E. Craighead, T. T. Baldewicz, and K. R. Krishnan. 2000. Exercise treatment for major depression: Maintenance of therapeutic benefit at 10 months. *Psychosomatic Medicine* 62 (5): 633–38.

Beck, A. T. 1986. Hopelessness as a predictor of eventual suicide. *Annals of New York Academy of Sciences* 487: 90–96.

Boland,R.J.,andM.B.Keller.2002.Courseandoutcomeofdepres- sion.In *HandbookofDepression*,editedbyI.H.GotlibandC.L. Hammen. New York: The GuilfordPress.

Burns, D. D. 1999. *Feeling Good: The New Mood Therapy*. Revised and updated. New York: HarperCollins.

Casey, N., ed. 2002. *Unholy Ghost: Writers on Depression*. NewYork: Harper Perennial.

國家圖書館出版品預行編目（CIP）資料

憂鬱症自救手冊：如何治療？怎樣照顧？你和家人的自助指引 / 李.科爾曼 (Lee H. Coleman) 著; 董小冬譯. --二版. --臺北市:日出出版:大雁文化發行, 2020.02
192 面; 14.8*20.9 公分
譯自: Depression : A Guide for the Newly Diagnosed
ISBN 978-626-7261-15-6 (平裝)

1. 憂鬱症 2. 心理治療

415.985 109001360

憂鬱症自救手冊(二版)
如何治療？怎樣照顧？你和家人的自助指引

Depression: A Guide for the Newly Diagnosed

作　　者　李・科爾曼（Lee H. Coleman）
譯　　者　董小冬
責任編輯　李明瑾
封面設計　謝佳穎
發 行 人　蘇拾平
總 編 輯　蘇拾平
副總編輯　王辰元
資深主編　夏于翔
主　　編　李明瑾
業　　務　王綬晨、邱紹溢
行　　銷　曾曉玲、廖倚萱
出　　版　日出出版
地址：台北市復興北路 333 號 11 樓之 4
電話（02）27182001　傳真：（02）27181258
發　　行　大雁文化事業股份有限公司
地址：台北市復興北路 333 號 11 樓之 4
電話（02）27182001　傳真：（02）27181258
讀者服務信箱：andbooks@andbooks.com.tw
劃撥帳號：19983379　戶名：大雁文化事業股份有限公司
二版一刷　2023 年2月
定　　價　370 元

I S B N　978-626-7261-15-6